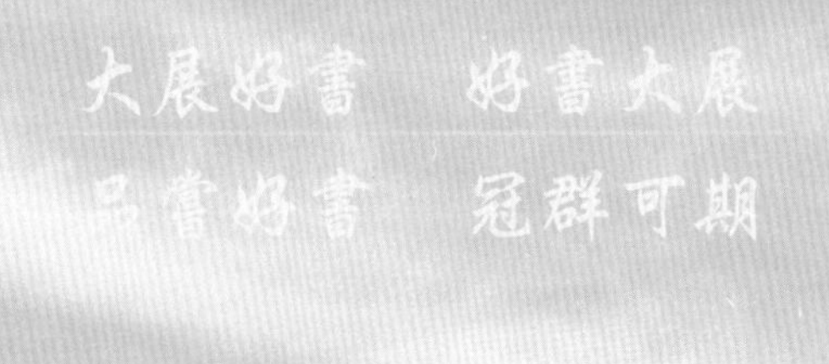
大展好書　好書大展
品嘗好書　冠群可期

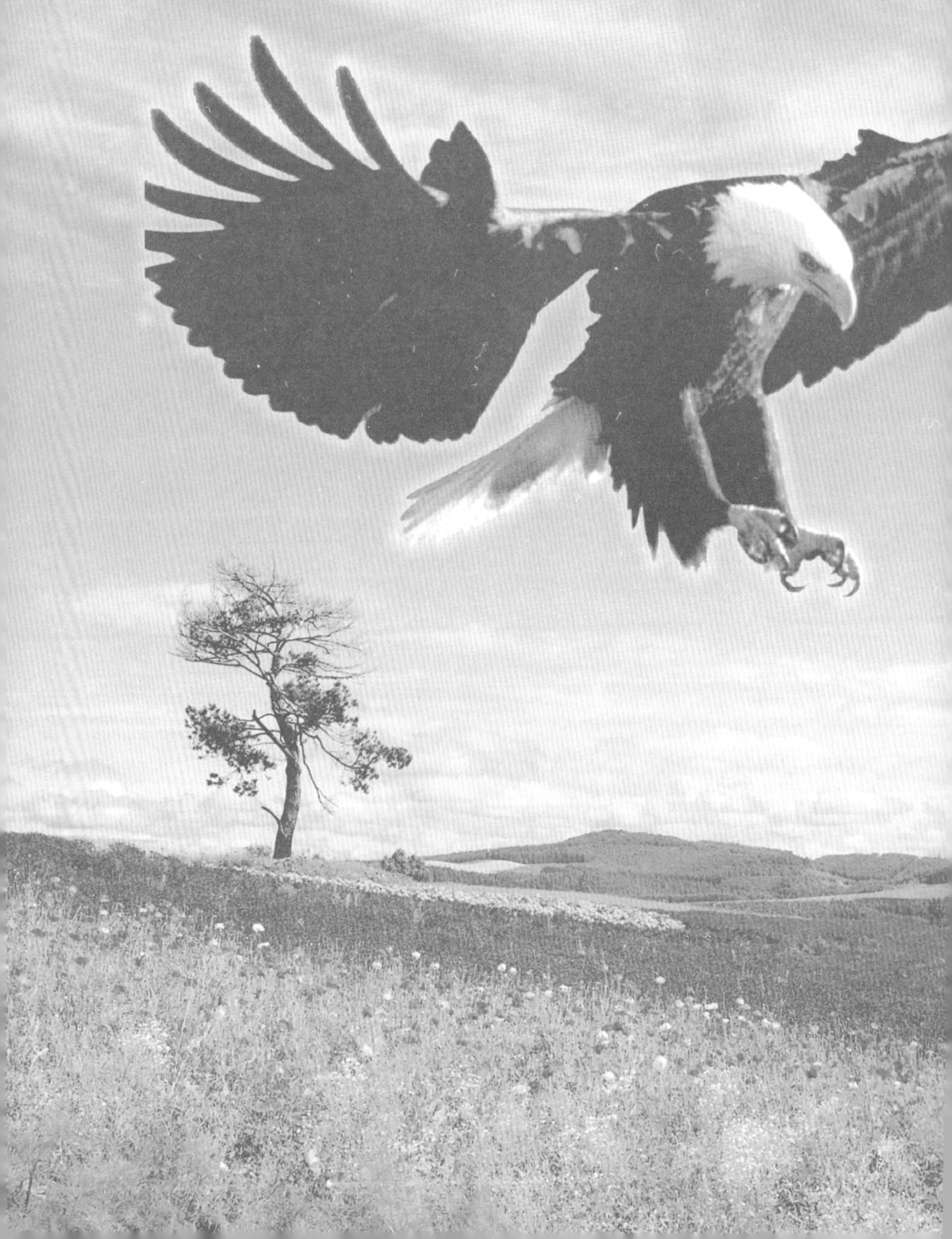

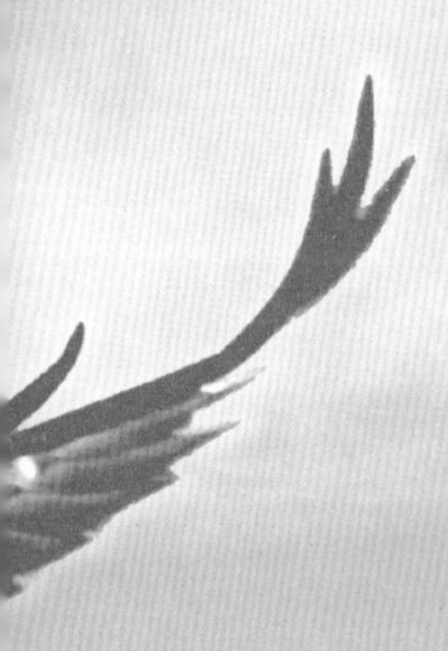

傳統民俗療法 4

神奇艾灸療法

安在峰・編著

品冠文化出版社

叢書總序

中國傳統醫學是千百年來歷代名醫智慧的結晶，是祛病健身、延年益壽取之不盡的大寶庫。一些常見病，中國醫學積累了許多簡易有效的傳統療法。

本套「傳統民俗療法」叢書挖掘、整理、精編了散在於民間及各種醫書中的傳統療法，並用簡明的文字、清晰的圖解介紹給讀者，以便大家選用。

叢書包括《神奇刀療法》《神奇拍打療法》《神奇拔罐療法》《神奇艾灸療法》《神奇貼敷療法》《神奇薰洗療法》《神奇耳穴療法》《神奇指針療法》《神奇藥酒療法》《神奇藥茶療法》等。

希望叢書能給您和您的親人解除病痛，給您的家庭帶來幸福。

前言

前言

灸法歷史悠久，源遠流長，經數千年，日臻完善。它是我們中華民族祖先創造的一種獨特的防病、治病方法，具有操作簡便、費用低廉、見效迅速、治療範圍廣、無副作用等特點，值得推廣和運用。

但是，由於這些治療方法多散見於有關醫學文獻中，專著出版較少，圖解更為少見，因而給臨床推廣與家庭運用帶來不便。

為了使中國醫學中的這一瑰寶發揚光大，並造福於人類，筆者根據多年的研究成果和實踐經驗，在參考大量有關資料的基礎上，以簡明、通俗、實用為原則，用圖解的方式，編寫了這本較為全面的自學艾灸療法的教科書，並可供醫務工作者參考。

本書在總論裡，對艾灸的產生、發展、種類、方法、治病機理、主要藥材、材料製作、注意事項、適應症、禁忌症以及艾灸程序、施灸後的處理等，作了較詳細的介紹；在各論裡，對內科、外科、婦科、兒科、五官科、皮膚科等疾病，從概述、診斷、取穴、灸法、說明，五個方面作了簡明闡述，同時還介紹了艾灸的養生保健方法。因此，本書可謂是廣大艾灸愛好者及現代家庭不可缺少的實用讀物。

本書在編寫過程中，參閱了大量的有關文獻，在此謹向原作者表示衷心的感謝！由於時間倉促，本人水平有限，錯誤之處在所難免，敬請廣大讀者指正。

編著者

目　錄

上篇　總論

下篇 各論

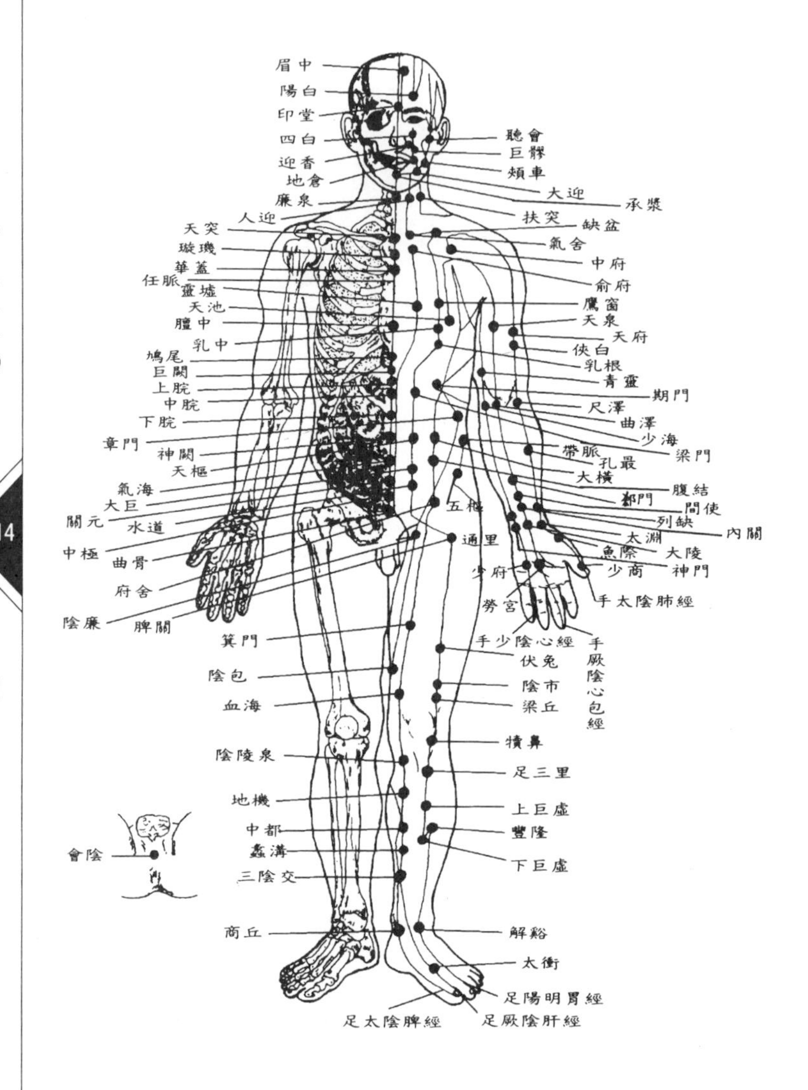
眉中
陽白
印堂
四白
迎香
地倉
廉泉
人迎
天突
璇璣
華蓋
任脈
靈墟
天池
膻中
乳中
鳩尾
巨闕
上脘
中脘
下脘
章門
神闕
天樞
氣海
大巨
關元
水道
中極
曲骨
府舍
陰廉
脾關
箕門
陰包
血海
陰陵泉
地機
中都
蠡溝
三陰交
商丘
會陰
聽會
巨髎
頰車
大迎
承漿
扶突
缺盆
氣舍
中府
俞府
膺窗
天泉
天府
俠白
乳根
青靈
期門
尺澤
曲澤
少海
梁門
帶脈
孔最
大橫
腹結
郄門
間使
列缺
內關
太淵
大陵
魚際
神門
少商
少府
勞宮
手太陰肺經
五樞
通里
手少陰心經
手厥陰心包經
伏兔
陰市
梁丘
犢鼻
足三里
上巨虛
豐隆
下巨虛
解谿
太衝
足陽明胃經
足厥陰肝經
足太陰脾經

常用經、穴圖（正面）

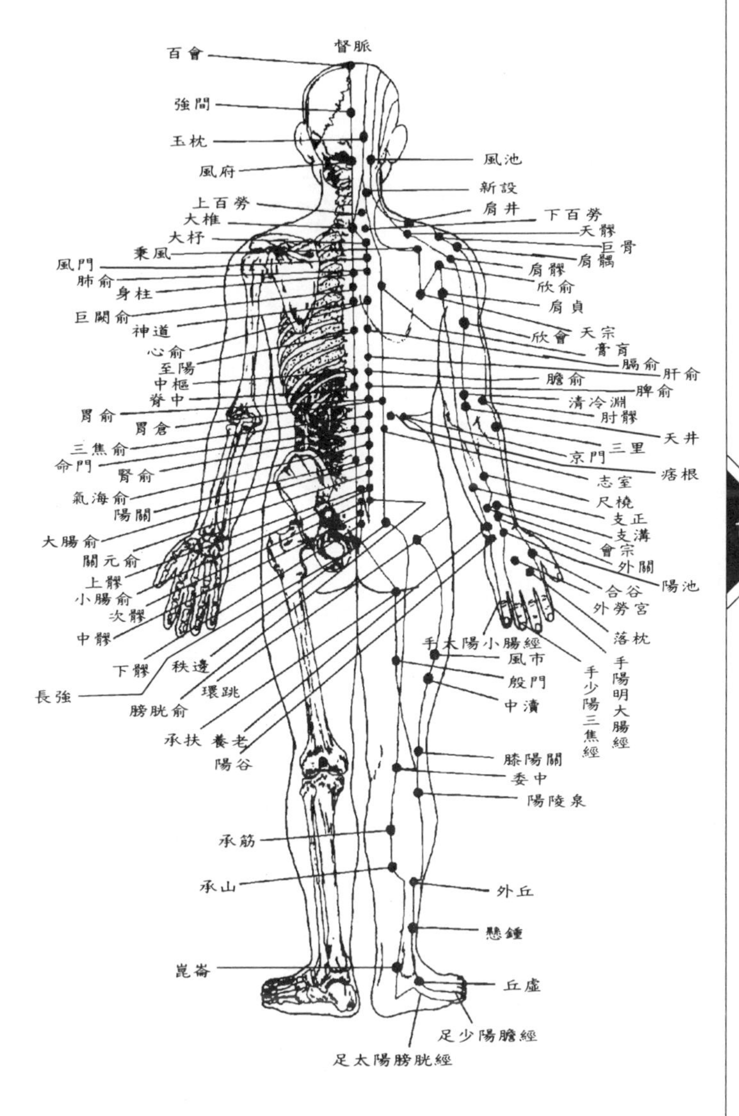

督脈
百會
強間
玉枕
風府
風池
新設
上百勞
肩井
大椎
下百勞
大杼
天髎
巨骨
秉風
肩髃
風門
肺俞
肩髎
欣俞
身柱
肩貞
巨闕俞
神道
天宗
欣會
膏肓
心俞
至陽
膈俞
肝俞
膽俞
中樞
脾俞
脊中
清冷淵
胃俞
肘髎
胃倉
天井
三里
三焦俞
京門
命門
痞根
腎俞
志室
氣海俞
尺橈
陽關
支正
支溝
大腸俞
會宗
外關
關元俞
陽池
上髎
合谷
小腸俞
外勞宮
次髎
落枕
中髎
手太陽小腸經
風市
下髎
秩邊
殷門
長強
環跳
中瀆
手少陽三焦經
手陽明大腸經
膀胱俞
承扶
養老
陽谷
膝陽關
委中
陽陵泉
承筋
承山
外丘
懸鐘
崑崙
丘虛
足少陽膽經
足太陽膀胱經

常用經、穴圖（背面）

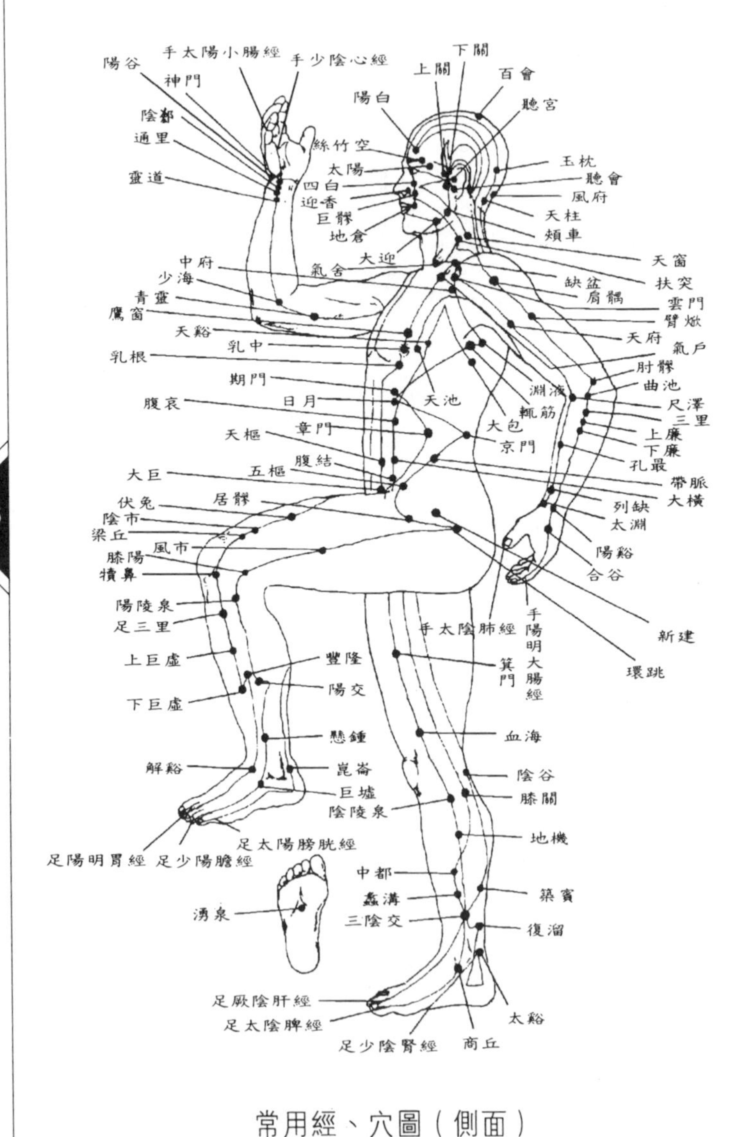
陽谷
手太陽小腸經
手少陰心經
神門
陰郄
通里
靈道
下關
上關
百會
陽白
聽宮
絲竹空
太陽
四白
迎香
巨髎
地倉
玉枕
聽會
風府
天柱
頰車
大迎
天窗
中府
氣舍
缺盆
扶突
少海
肩髃
雲門
青靈
臂臑
膺窗
天谿
天府
乳中
氣戶
乳根
肘髎
期門
曲池
淵液
天池
日月
尺澤
腹哀
輒筋
三里
大包
上廉
章門
天樞
京門
下廉
腹結
孔最
五樞
帶脈
大巨
大橫
居髎
列缺
伏兔
太淵
陰市
梁丘
陽谿
風市
膝陽
合谷
犢鼻
陽陵泉
手太陰肺經
手陽明大腸經
新建
足三里
箕門
環跳
上巨虛
豐隆
陽交
下巨虛
懸鍾
血海
解谿
崑崙
陰谷
巨墟
膝關
陰陵泉
地機
足太陽膀胱經
足陽明胃經
足少陽膽經
中都
蠡溝
築賓
湧泉
三陰交
復溜
足厥陰肝經
足太陰脾經
太谿
足少陰腎經
商丘

常用經、穴圖（側面）

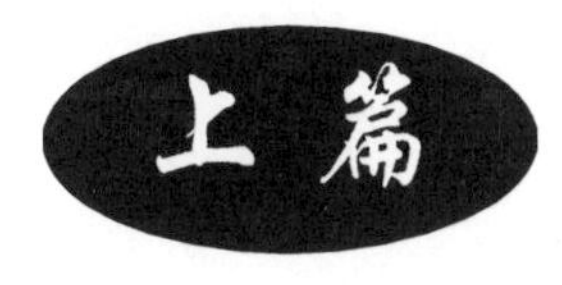

總　論

第一節　艾灸療法的產生和發展

火的發明和應用，導致了灸法的起源。遠古時期，人類發明了取火，在用火烘烤食物或取暖時，經常不慎受到火的燒灼。於是，人們發現火對身體局部的燒灼，能減輕或治癒某些疾病。經過長期不斷地實踐、總結，人們確認，火能治病。人們就試著用樹枝或乾草作燃料，對身體局部燒灼，進行溫熱刺激，治癒了不少疾病，從而就產生了灸法。

從原始的樹枝燃料到艾灸的應用，經歷了一個漫長的過程。1973年，長沙馬王堆漢墓中出土的成書於周代的《足臂十一脈灸經》和《陰陽十一脈灸經》等醫學帛書，除了指出經脈循行部位和所主疾病外，還明確了當時對這些疾病都是用灸法治療的。這證明了灸法的科學體系早在周代就已初步形成。

戰國時代的《黃帝內經》，對灸療的起源以及各種灸法有較詳的記述，《素問·異法方宜論》說：「藏寒生滿病，其治宜灸焫。」

《靈樞·官能》指出：「針所不為，灸之所宜。」「陰陽皆虛，火自當之。」《靈樞·背俞》在強調背俞穴的治療方法時曾指出：「灸之則可，刺之則不可。氣盛瀉之，虛則補之。」這說明灸有針刺法所不能代替的優越性和適應症。

漢代著名的醫家華佗，既能用方藥、針刺、手術治病，也擅長灸法療疾，用灸法治癒了很多疾病。三國曹操之子魏東平王曹翕專門研究灸法，撰集的《曹氏灸方》七卷，為最早的灸療專著。

晉代皇甫謐編著的《針灸甲乙經》，在《內經》《難經》等書的基礎上，綜合了針灸的基本理論和知識，為針灸發展成為專科奠定了基礎。唐代孫思邈注重灸量，對有的頑疾施灸的壯數多達幾百壯，有膽有識；在他的《千金方》中記載了眾多灸法，如隔蒜灸、黃蠟灸、隔鹽灸、黃土灸等。

與之同時代的王燾，在《外台秘要》中強調：「至於火艾，特有奇能，雖曰針、湯、散，皆所不及，灸為其最要。」他還強調灸為「醫之大術，宜深體之，要中之要，無過此術」。

明代針灸學家楊繼洲所編著的《針灸大成》除系統地收集歷代有關針灸的文獻資料外，還有作者的家學秘傳，直到現在仍是學習針灸的重要參考文獻。

從有關史料來看，我國的灸法隨著針灸醫學，很早就傳到了國外，約在公元六世紀，針灸傳入朝鮮；同一時期，吳人知聰攜帶《針灸甲乙經》等書東渡，把灸法介紹到日本；公元十七世紀末葉，灸法隨針灸醫學又傳到了歐洲。這些對我國和世界各國的醫學文化交流，起了積極的促進作用。

1840 年鴉片戰爭以後，中國處於半封建半殖民地的反動統治下，科學文化遭到嚴重摧殘，中國醫藥學包括艾灸法在內瀕於滅絕的境地。

中華人民共和國成立後，中國醫學猶如枯木逢春，欣欣向榮，艾灸療法也得到了蓬勃發展。尤其近幾年來，隨著藥物的副作用越來越被人們所認識，艾灸療法這種不用服藥、無痛苦又無副作用且療效確切的療法，日益受到人們的重視。

艾灸療法經過廣大醫務工作者、學者和專家的挖掘、整理、總結、提高，不斷改進和完善，現已形成完整、獨立的科學體系，有關方面的專著陸續出版，為人類的健康做出了應有的貢獻。

第二節　艾灸療法的治病機理

艾灸是以艾葉作為原料進行燃燒，刺激人體特定部位或穴位來養生與治病的方法。艾灸之所以能夠養生治病，其原理歸納起來有以下幾個方面。

一、溫肌散寒　疏風解表

《素問·調經論》說：「血氣者，喜溫而惡寒，寒則泣而不流，溫則消而去之。」

《素問·異法方宜論》說：「臟寒生滿病，其治宜灸焫。」由於艾性溫熱，艾火的熱力能快速透達肌層。直接作用於病表，有良好的溫肌散寒、疏風解表的功能。因此，對外感風寒表證及各種寒邪之症能起到良好的治療作用。

二、溫經通絡　活血逐痺

艾葉易燃，辛溫走竄。用艾灸之，可通過所灸部位及穴位，將熱力、藥力快速傳導入十二經絡，能通達諸經，升高局部溫度，使氣血暢行，提高氣血流量，收到緩解局部痙攣症狀、平衡機體陰陽的功效。因而對寒凝血滯、經絡痺阻引起的各種病症有一定的治療作用。

三、溫中和裡　強臟壯腑

艾葉溫中有補，既能溫補陽氣，又能通理氣血，更能驅穢。《靈樞·官能》上說：「上氣不足，推而揚之。」《素問·經脈篇》中講：「陷下則灸之。」

用艾灸之，能收到溫中和裡，強壯臟腑，升陽舉陷的功效。對氣血的運行起到推而上之的引導作用。因而對於治療氣虛下陷，臟器下垂之證能收到良好療效。

四、溫陽補虛　回陽固脫

《本草從新》指出：「艾葉純陽之性，能回垂絕之陽。」艾灸具有開竅醒神、增加心臟搏動量、強心抗休克的作用。能收到補氣培元、回陽固脫之功效。因而艾灸對於脾腎陽虛、陽氣暴脫、昏迷及脈微欲絕之證有一定的救治作用。

五、行氣活血　消炎化瘀

實驗證明，艾灸可以刺激人體液使之發生改變，有增強腎上腺皮質激素分泌及胸腺細胞活力的作用。可使氣機調暢，營衛諧和，起到行氣活血、化瘀散結、消炎拔毒的功效，因而對膿腫、感染、各種寒毒、瘡瘍、癰腫、疔扤及各種炎症有治療效果。

六、平衡陰陽　保健防病

艾為辛溫陽熱之藥，以火助之，兩陽相得，可補陽壯陽，使人體真元充足，精力旺盛，人體健壯。還可溫通經絡，平衡人體陰陽，促進血液循環，調整臟腑功能，促進機體新陳代謝，增強抵抗力，調和營衛，因而能起到保健防病的作用。

現代研究證明，艾灸還可以提高白細胞及淋巴細胞的活動率，增強人體細胞及體液免疫能力，能提高健康水平。所以能收到保健防病的效果。

第三節　艾灸的主要藥材——艾葉

艾葉為菊科植物艾的乾燥葉。艾為多年生草本，高45～120公分。莖直立，圓柱形，質硬，基部木質化，被灰白色軟毛，從中部以上分枝。單葉，互生；莖下部的葉在開花時即枯萎；中部葉具短柄，葉片卵狀橢圓形，羽狀深裂，裂片橢圓狀披針形，邊緣具粗鋸齒，上面暗綠色，被稀白色軟毛，並密佈腺點，下面灰綠色，密被灰白色絨毛；近莖頂端的葉無柄，葉片有時全緣完全不分裂，披針形或線狀披針形。

總狀花序，頂生，由多數頭狀花序集合而成；總苞苞片4～5層，外層較小，卵狀披針形，中層及內層較大，廣橢圓形，邊緣膜質，密被綿毛；花托扁平，半球形，上生雌花及兩性花10餘朵；雌花不甚發育，長約1公分，無明顯的花冠；兩性花與雌花等長，花冠筒狀，紅色，頂端5裂；雄蕊5枚，聚藥，花絲短，著生於花冠基部；花柱細長，頂端兩分叉，子房下位，1室。瘦果長圓形（圖1-1）。花期7～10月。

生長於路旁、草地、荒野等處。分布於全國各地。

春、夏兩季，花未開，葉茂盛時採摘，曬乾或陰乾。

乾燥的葉片，多皺縮破碎，有短柄。葉片略呈羽狀分裂，裂片邊緣有不規則的粗鋸齒。上面灰綠色，生有軟毛，下面密生灰白色絨毛。質柔軟，氣清香，味微苦辛。以下面灰白色、絨毛多，香氣濃郁的為上等艾葉藥材（圖 1-2）。

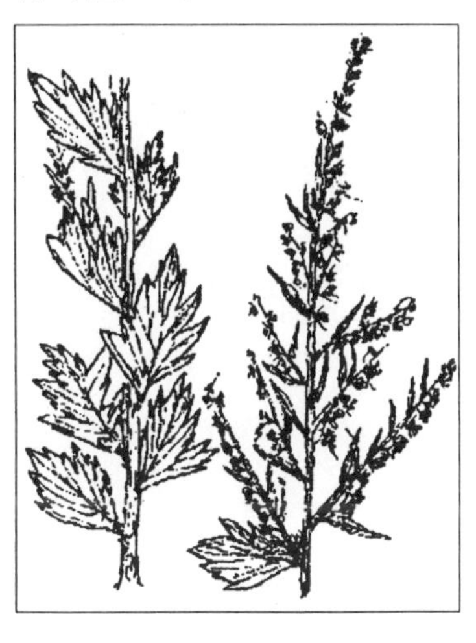

圖 1－1

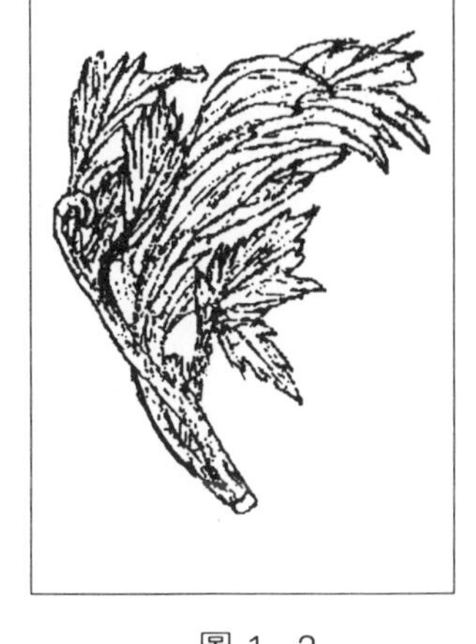

圖 1－2

艾葉含揮發油，主要是水芹烯、華澄茄烯、側柏醇等。亦含萜品烯醇—4、β—石竹烯、松油烯醇、蛔蒿醇、芳樟醇、樟腦、龍腦等。

艾葉有止血作用，能促進血液凝固，降低毛細血管通透性。艾葉有對金黃色葡萄球菌、甲型溶血性鏈球菌、肺炎雙球菌、白喉桿菌、宋內氏痢疾桿菌、傷寒及副傷寒桿菌、霍亂弧菌及多種致病真菌有抑制作用。艾葉還能鬆弛豚鼠平滑肌，故有平喘作用，並能鎮咳祛痰。

艾葉，味苦、辛，性溫。歸肝、脾、腎經。其功能為，溫經止血，散寒止痛，理氣逐濕，安胎。主治心腹冷痛、泄瀉轉筋、久痢、吐衄、下血、月經不調、崩漏、帶下、胎動不安、癰瘍、疥鮮、濕疹等。

由於艾葉具備以上功能和作用，且又具有便於搓捏成大小不同的艾炷，易於燃燒，氣味芳香，熱力溫和，善於走竄，能穿透皮膚，直達深部的特性，因此艾葉是最好的艾灸材料。所以幾千年來，灸法一直使用艾葉。

第四節　施灸材料的製作

一、艾絨的製作

艾絨是用乾燥的艾葉搗研後除去雜質而成，柔軟如絨，故稱艾絨。艾絨按加工程度不同，分粗細幾種等級，一般可根據治療的需要選用。如直接灸要用細艾絨，間接灸可用粗艾絨。劣質的艾絨生硬而不易團聚燃燒時易爆散落而灼傷皮膚，應加注意。艾葉經過加工，製成細軟的艾絨為上等優質艾絨。其特點為易團聚、易燃燒、氣味芳香、熱力溫和、不爆不散。

艾絨要注意儲存保管，平時可放在乾燥的容器內，應注意防止潮濕和霉爛。每年要在天氣晴朗時反覆曝曬幾遍。

二、艾炷的製作

將艾絨用手指攏捏成圓錐形艾團，稱為艾炷。小者如麥粒大，稱小炷；中等如半截棗核大，稱中炷；大者如半截橄欖大，稱大炷（圖1-3）。攏捏艾炷時要用拇、食、中三指一邊捏、一邊旋轉，一定要捏緊成團。

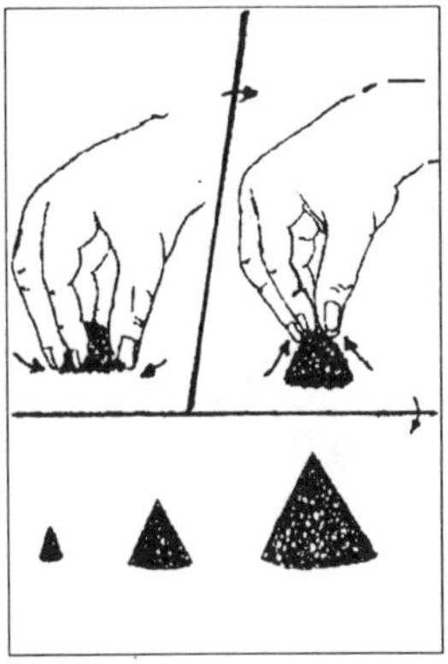

圖 1－3

三、艾條的製作

艾條是以艾絨為材料製成的，一般分為無藥艾條和有藥艾條兩種。無藥艾條是取艾絨 24 克，平鋪在長 26 公分、寬 20 公分、質地柔軟疏鬆的桑皮紙上，將其捲成直徑約 1.5 公分的圓柱形，越緊越好，用膠水或漿糊將接口封好即成（圖 1-4）。也有在艾絨中摻入其他藥物粉末的，這種藥艾條，又稱為藥條。摻入的藥物因治療病症不同，藥物也各異。一般常用的為：肉桂、乾薑、丁香、獨活、細辛、木香、白芷、雄黃、蒼朮、沒藥、乳香、川椒各等分，研為細末，每支藥條在艾絨中摻藥末 6 克。

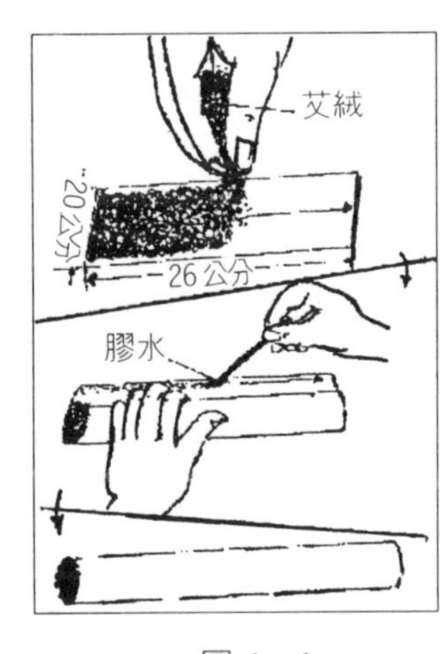

圖 1－4

目前一般所用的艾條多從醫藥店買得，此種多由純艾絨葉乾燥後製成。從治療效果來看藥條灸作用中透帶藥力，效果更好。

艾條應存放在乾燥通風處，以避免蟲蝕、潮濕和霉爛。

第五節　艾灸的種類

艾灸的種類很多，大致分為艾炷灸、艾條灸、溫灸器灸和其他火熱灸四大類。艾炷灸包括直接灸和間接灸兩種。直接灸分為瘢痕灸、無瘢痕灸；間接灸分為隔薑灸、隔蒜灸、隔蔥灸、隔鹽灸、隔附子餅灸、隔胡椒灸、隔巴豆灸、隔黃土灸、隔碗灸、隔核桃殼眼鏡灸、隔麵餅灸、隔藥餅灸、溫針灸等。

艾條灸包括懸灸和實按灸兩種。懸灸分為溫和灸、雀啄灸和回旋灸；實按灸分為太乙神針、雷火神針。溫灸器灸包括溫筒灸、溫盒灸和葦管器灸三種。其他火熱灸有燈火灸、桑枝灸、桃枝灸、竹茹灸、麻葉灸、黃蠟灸、火柴頭灸、藥捻灸、藥線灸、藥錠灸、火棉灸等。以上灸法以艾炷灸和艾條灸使用最為廣泛。

第六節　艾灸的方法和適應範圍

一、直接灸

直接灸是將艾炷直接放置於施灸部位的皮膚上進行施灸的方法。根據灸後有無燒傷化膿，又分為瘢痕灸和無瘢痕灸。

（一）瘢痕灸

瘢痕灸又稱「化膿灸」。根據施灸部位不同選擇小、中艾炷直接放在穴位上施灸，一般以小炷常用。其具體方法是：

灸前用大蒜汁或凡士林塗敷施灸部位皮膚上，然後放置艾炷，用線香點燃施灸，每壯（每燒盡一個艾炷，稱為一壯）充分燃盡後，除去灰燼，再加炷施灸，一般灸5～7壯（圖1-5）。皮膚被燒傷化膿，並留有瘢痕。

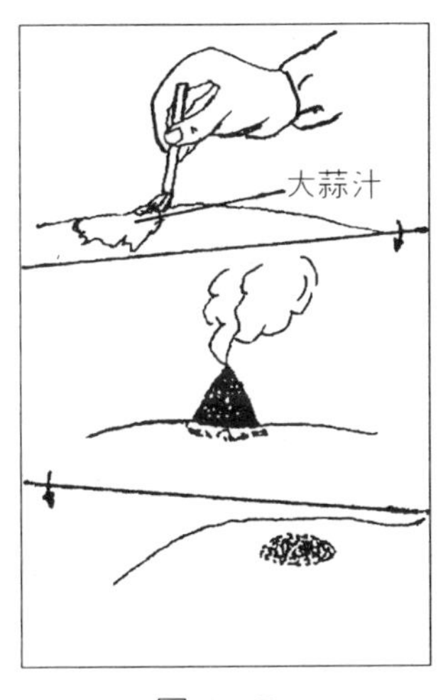

圖 1－5

本法一般只用於四肢，尤其下肢表皮厚處，有扶滅固本、防病養生、祛痰平喘、消痞散結之功效。對哮喘、慢性胃腸炎、體質虛弱、痞塊、發育障礙等病證有一定的治療作用。

（二）無瘢痕灸

無瘢痕灸又稱「非化膿灸」。根據施灸部位不同，選擇小、中艾炷施灸。其具體方法是：

先將施灸部位塗以少量大蒜汁或凡士林，以增加黏附作用，再放上艾炷點燃，當艾炷燃剩 2/5 左右，病人感到灼痛時，馬上用鑷子將艾炷夾去或壓滅，更換新艾炷再灸。一般灸 3～5 壯，以局部皮膚充血起紅暈為度（圖 1-6）。

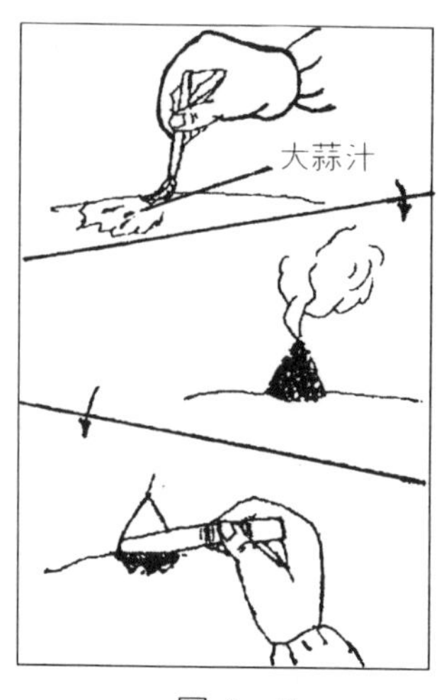

圖 1－6

本法具有調和氣血、溫裡回陽、消瘀散結、散寒逐痺等功效。適用於內、外、婦、兒、五官等各科病症。

二、間接灸

間接灸是將艾炷與施灸部位的皮膚之間放置隔熱物進行施灸的方法。根據襯隔物品不同可分為多種灸法。

（一）隔薑灸

用鮮生薑切成厚約 0.3 公分的薄片，中間用針刺 數個小孔，置於施灸部位的皮膚上，上面再放艾炷，點燃艾炷灸之（圖 1-7）。若病人感覺灼熱難忍時，可將薑片向上提起，緩解一下，然後重新放下，繼續灸，可反覆灸 3～5 壯，直到局部皮膚潮紅為止。

生薑具有發汗解表，開宣肺氣，溫中止嘔，消水化食，解毒的功能。對於寒性嘔吐、腹痛、腹瀉、痛痺等效果顯著。本法適用於虛寒病症如腹痛、泄瀉、關節痛、痛經等，均可採用。

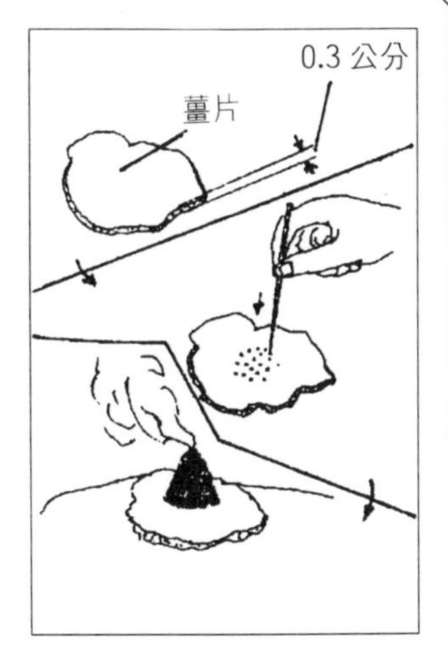

圖 1－7

（二）隔蒜灸

用鮮獨頭大蒜切成 0.3 公分厚的薄片，中間用針刺上數個小孔，將蒜片放在施灸部位的皮膚上，上面再置艾炷，點燃艾炷灸之（圖 1-8）。每灸 4～5 壯，換去蒜片，每個部位須灸足 7 壯。

大蒜具有殺蟲、解毒、消痛、散結的功能。對痢疾、腹瀉、肺癆、頓咳、鉤蟲、蟯蟲、瘡瘍初起等治療效果顯著。本法適用於瘰癧、瘡毒、肺癆、腹中積塊及未潰瘡癤等症。

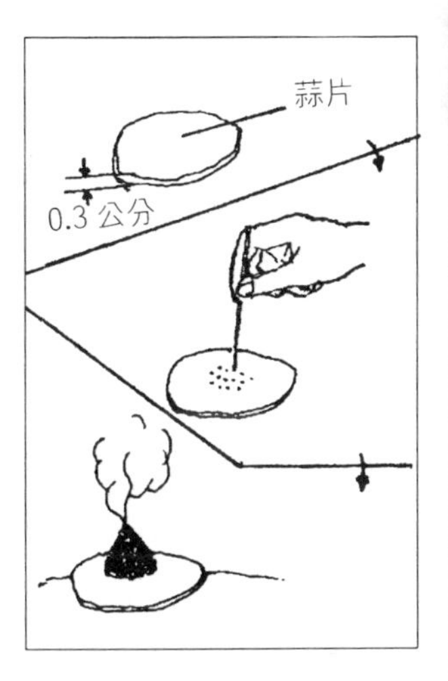

圖 1－8

（三）隔蔥灸

取新鮮蔥白適量，去除老皮，搗爛如泥，將蔥泥敷於施灸部位皮膚上。在蔥泥上放置上大艾炷，點燃施灸，以患者感覺溫熱、口中有蔥味為度（圖 1-9）。

蔥白有發散風寒、通陽的功能，對陰寒腹痛、腹脹、小便不通、傷風感冒有治療作用。本法適於治療虛脫、腸脹氣、陰寒腹痛、小便不適等症。

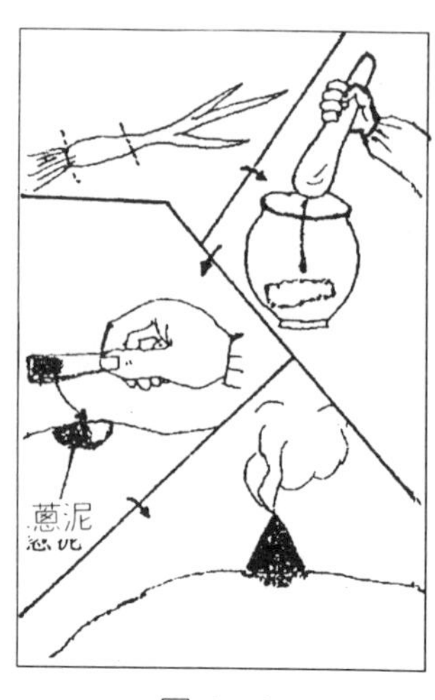

圖 1－9

（四）隔鹽灸

隔鹽灸又稱「神闕灸」。他是用乾燥的食鹽，填平臍窩，上置大艾炷，點燃灸之（圖 1-10）。一般每次施灸 5～7 壯。

本法對急性胃腸炎、吐瀉、痢疾、疝痛、泄瀉等有明顯效果。還具有回陽救逆、固脫的功效。適用於大汗亡陽、四肢厥冷、脈微欲絕等症。

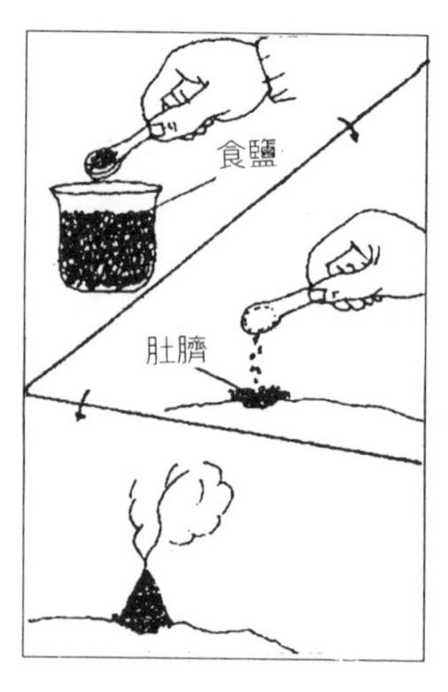

圖 1－10

（五）隔附子餅灸

用附子粉末和酒，做成小硬幣大的附子餅，中間以針刺數孔，置於施灸部位皮膚上，餅上再置以艾炷，點燃灸之（圖 1-11）。餅乾即更換，以內部溫熱，局部皮膚紅暈為度。

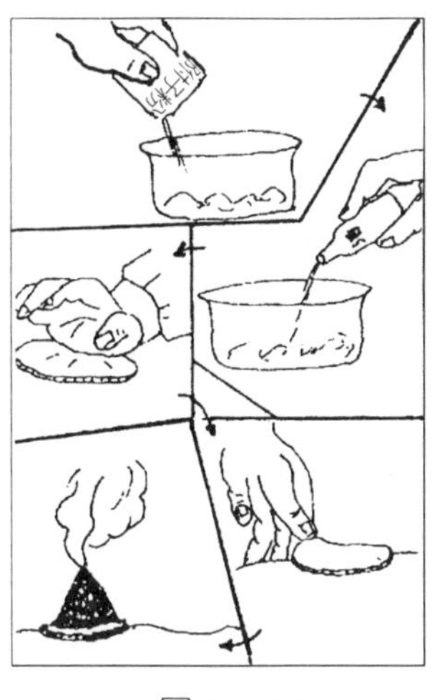

圖 1－ 11

附子有溫補脾腎、散寒止痛、回陽救逆的功能。對陰疽、瘡毒、竇道盲管久不收口、癰疽初起、陽痿、早泄有治療作用。本法適用於各種陽虛病症。

（六）隔胡椒灸

將白胡椒研為細末，加少許麵粉和水調做成藥餅，中間以針刺數孔，置於施灸部位皮膚上，上置艾炷，點燃灸之（圖 1-12）。餅乾即更換，以內部溫熱、局部皮膚紅暈為度。

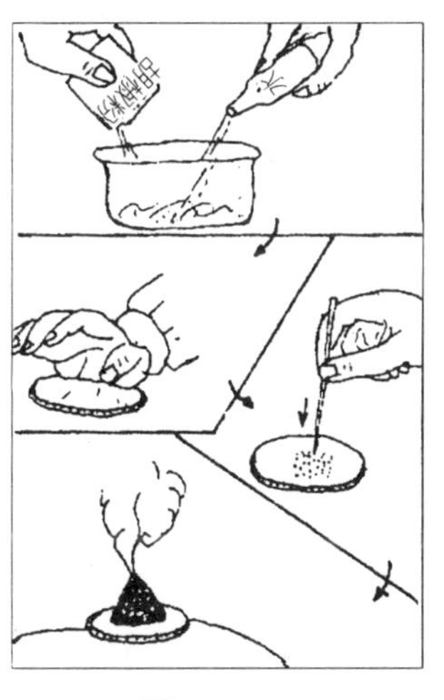

圖 1－ 12

胡椒有溫中散寒之功。本法適用於治療胃寒嘔吐、腹痛、腹瀉、風濕痺痛及局部麻木不仁等病證。

（七）隔巴豆灸

取巴豆一粒和少許黃連，搗製成膏狀。將巴豆膏填入臍窩中，上置艾炷，點燃灸之（圖 1-13）。不計壯數，以效為度。

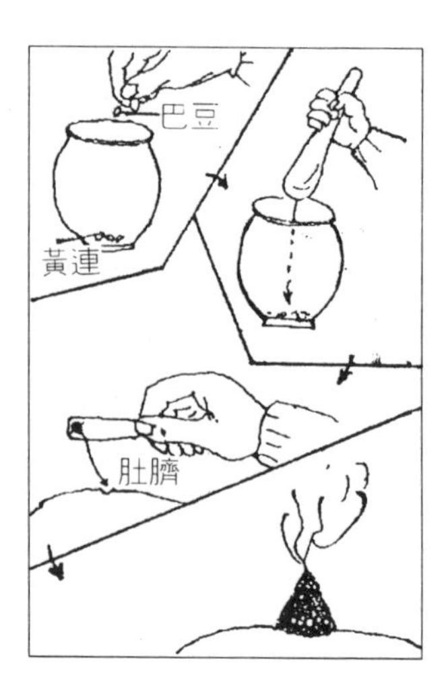

圖 1－13

巴豆有大毒，功能瀉下逐水、逐痰、蝕瘡。本法有祛寒破結，通利二便的功效，主要用於寒積便秘、水積腹中、小便不通、心腹痛等。

註：巴豆對皮膚有刺激作用，灸畢，應立即用溫熱的濕毛巾擦淨，防止藥物灼傷皮膚。

（八）隔黃土灸

取黃色泥土，選淨雜質，和水為泥餅，用針在泥餅中間刺數孔，將泥餅放在被灸部位皮上，餅上置艾炷，點燃灸之（圖 1-14）。

本法適用於發背癰瘡初起、局限性濕疹、白癬及其他濕毒引起的皮膚病等證。

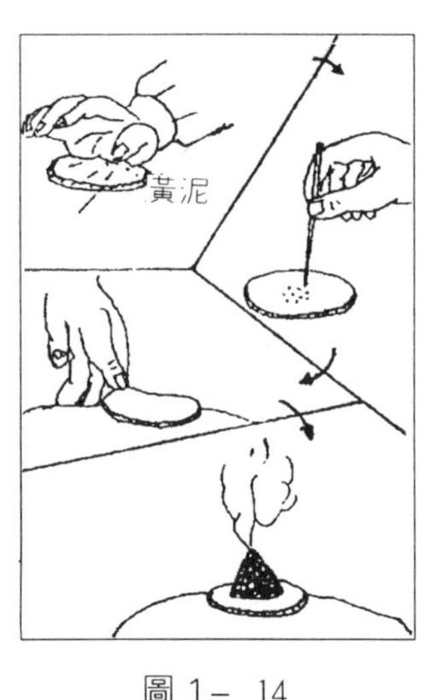

圖 1－ 14

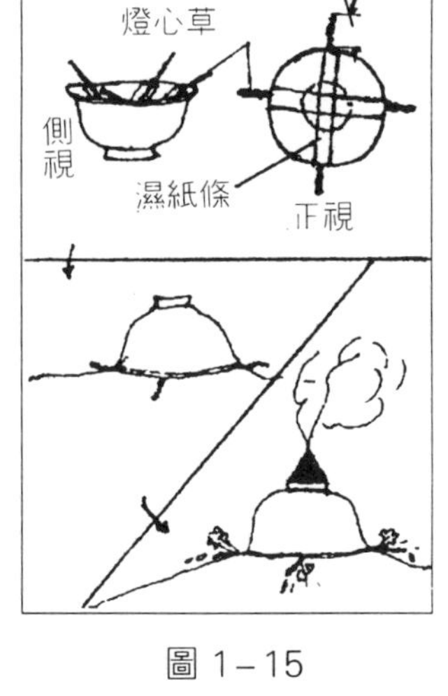

圖 1－15

（九）隔碗灸

隔碗灸是取碗一個，將燈心草 4 根，呈十字形排碗內，頭各露約 3 公分，再用紙條寬約 5 公分，用水蘸濕，蓋住碗內燈心草，紙與碗口齊，將碗覆蓋於患側乳房上，留燈心草頭在外，碗底上置大艾炷，點燃灸之（圖 1-15）。艾炷燃盡再添，灸至碗內流水氣，待乳房處疼痛減輕時即可。

本法適用於治療乳癰初起。

（十）隔核桃殼眼鏡灸

取乾核桃 1 個，從中劈開去仁，將核桃殼放在濃菊花液中浸泡 15 分鐘。用細鐵絲製成一副眼鏡架鏡框架，鏡框外用鋼絲向內彎一個鉤形，將浸泡過的核桃殼套在鏡框上，鉤上插上1.5公分長的艾捲，點燃後戴在患者眼上灸之（圖1-16）。

本法適用於治療結膜炎、近視眼、中心性視網膜炎、視神經萎縮等。

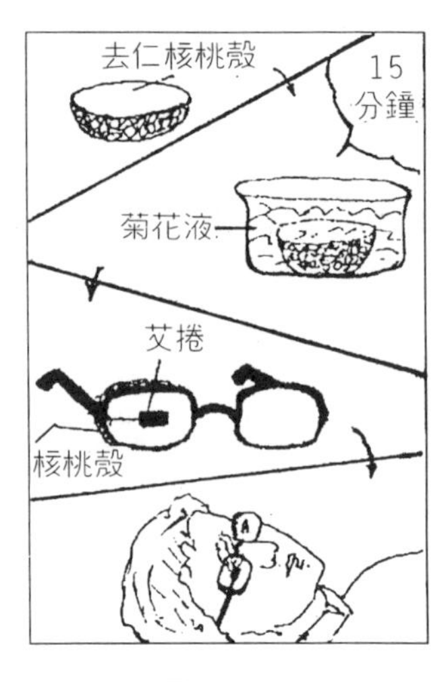

圖1－16

（十一）隔麵餅灸

取適量麵粉加少許水調和做成麵餅，厚約0.3公分直徑2公分，中間以針刺數孔，置於施灸部位皮膚上，麵餅上置艾炷，點燃灸之（圖1-17），每灸7壯。

本法適於治療腹中冷痛。

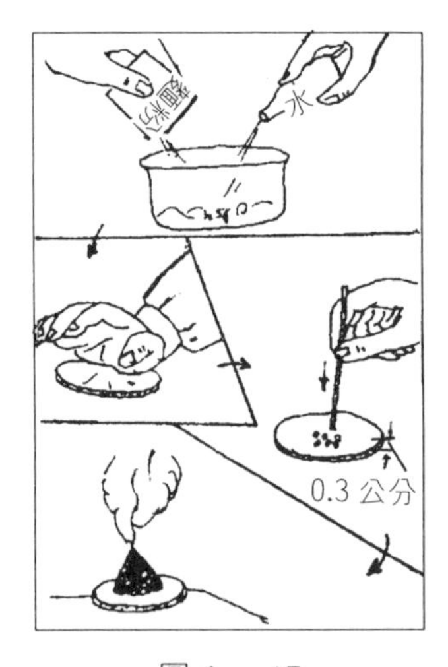

圖1－17

（十二）隔藥餅灸

將所需用藥研成細末，用水調和，做成藥餅，置於施灸部位皮膚上，藥餅上置艾炷，點燃灸之（圖1-18）。

本法有艾灸和藥物灸的

雙重作用。所用藥物處方，因病而異。適用較為廣泛。

（十三）溫針灸

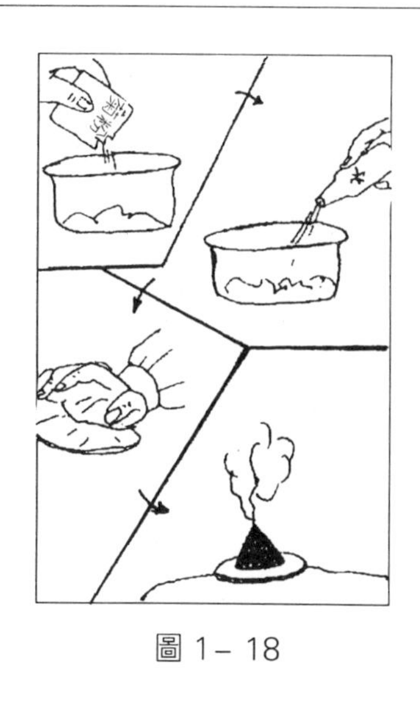

圖 1－ 18

溫針灸是針刺與艾灸結合使用的一種方法。將毫針刺入穴位得氣後，留針，再取艾條一段套插在針柄上端，點燃艾條施灸，使熱力通過針體傳入穴位內（圖1-19）。

本法適應於風寒濕痺、痿證等。

三、懸空灸

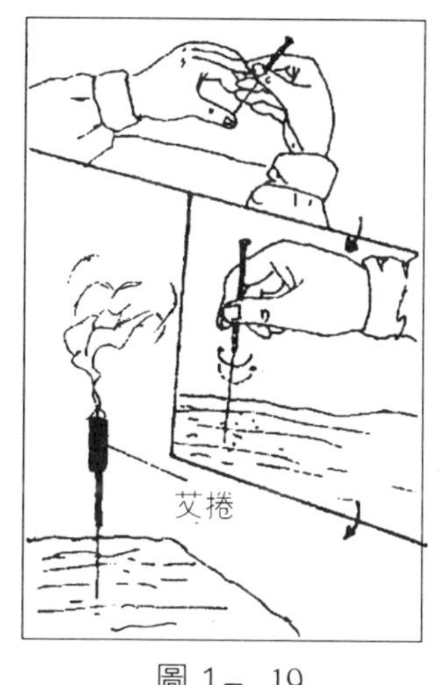

圖 1－ 19

懸空灸，是將艾條點燃懸空於施灸部位上方施灸的一種方法。根據施灸手法不同，分為溫和灸、雀啄灸、回旋灸。

（一）溫和灸

將艾條的一端點燃懸於施灸部位上方，距離約 3公分左右，固定不移，使患者局部有溫熱感而無灼痛，一般每灸3～5分鐘，灸至皮膚稍起紅暈為度（圖1-20）。

本法有溫經通絡、散寒祛邪、活血化瘀、軟堅散結等功效。

註：溫和灸時，對於昏厥、局部知覺減退的患者和小兒，施術者可將食、中兩指置於施灸部位兩側，這樣可以通過醫者手指的感覺來測知患者局部受熱程度，以便隨時調節施灸距離，掌握施灸時間，防止燙傷。

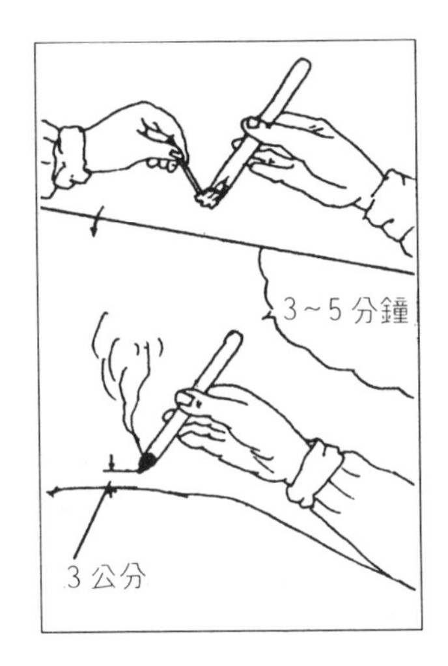

圖1－20

（二）雀啄灸

將艾條一端點燃，懸於施灸部位上方，距離約3公分左右，將艾條像鳥雀啄食一樣做一上一下移動，使艾條與施灸部位不固定在一定的距離（圖1-21）。

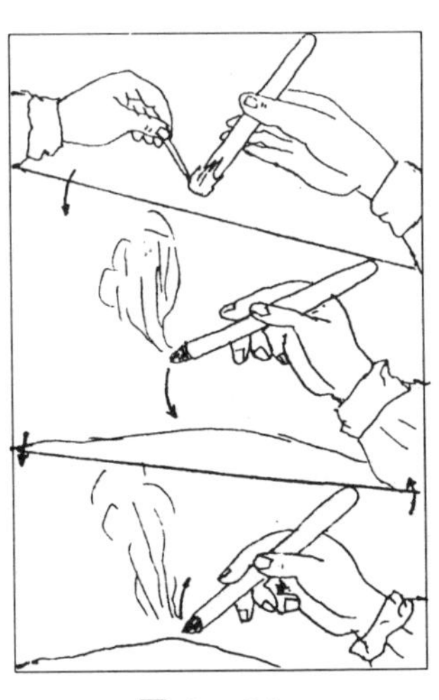

圖1－21

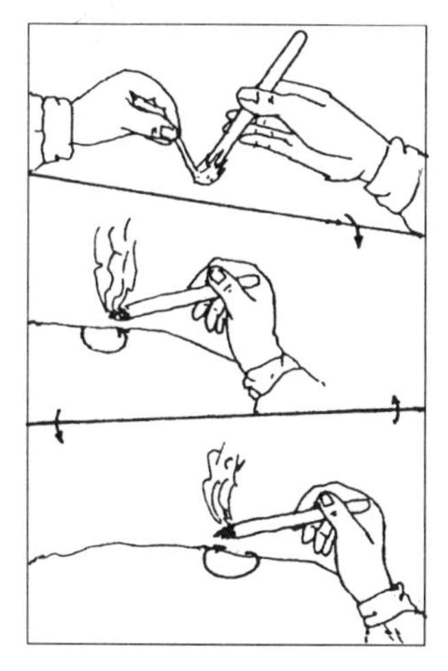
圖 1－22

本法有溫經通絡、散寒祛邪、活血化瘀、軟堅散結的功效。多用於昏厥及兒童疾患。

註：艾條上下移動時不要讓火直接燒傷人體皮膚。艾條上燒完的灰燼要及時撣除，以免灰燼落下傷及皮膚。移動速度要適中，不可過快或過慢。

（三）回旋灸

將艾條一端點燃，懸於施灸部位上方，距離約 3 公分左右，將艾條均勻地向左右方向移動或反覆旋轉施灸，移動範圍約 3 公分左右（圖 1-22）。

本法適用於風濕痺痛及神經性麻痺。

註：艾條上燒完的灰燼要及時撣除，移動速度要適中。

四、實按灸

實按灸，是用有藥艾條將艾火直接按在有襯墊（紙或布）的施灸部位上的一種灸法。常用的有太乙神針和雷火神針。

（一）太乙神針

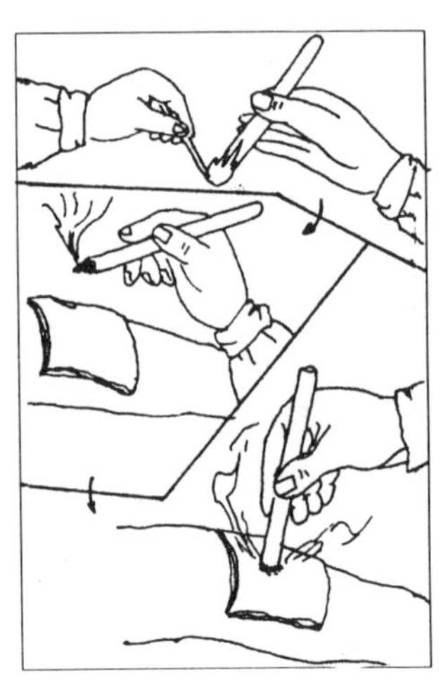

圖 1－23

將太乙神針一端點燃，在施灸部位上鋪墊 6～7 層棉紙或棉布或以 6～7 層棉布包裹住艾火，將艾火直接點按在施灸部位上（圖 1-23），若火熄，再點再按，每次每穴點按 5～7 次。操作時，為了保持火力連續，可點燃數根，交替使用。

本法所用藥物大都是辛香行氣、活血化瘀、溫陽散寒、通絡止痛之品，適用於各種寒證、虛證、痛證、瘀證。對瘡瘍已潰及體表的惡性腫瘤病灶局部禁用本法。

附太乙神針製作處方：

處方一：艾絨 90 克、乳香 3 克、沒藥 3 克、丁香 3 克、松香 3 克、麝香 3 克、雄黃 3 克、穿山甲 3 克、桂枝 3 克、杜仲 3 克、枳殼 3 克、皂角 3 克、細辛 3 克、川芎 3 克、獨活 3 克、硫磺 6 克。將藥物研為末，取棉紙一張，長約 26 公分，寬約 20 公分，置藥末 24 克，捲成煙捲式，越緊越好，外用桑皮紙厚糊 6～7 層，陰乾待用(《太乙神針》)。

處方二：艾絨 6 克、乳香 3 克、沒藥 3 克、硫磺 3 克、雄黃 3 克、穿山甲 3 克、白芷 3 克、草烏 3 克、川烏3克、桃樹皮3克、麝香1克（《針灸逢源》）。

處方三：艾絨30克、乳香3克、沒藥3克、丁香3克、松香3克、麝香3克、硫磺6克、雄黃3克、穿山甲3克、桂枝3克、杜仲3克、枳殼3克、皂角3克、細辛3克、川芎3克、獨活3克、白芷3克、全蝎3克(《太乙神針集解》)。

處方四：甘松3克、乳香12克、沒藥12克、牙硝1克、牛膝12克、川烏12克、獨活12克、三棱1.5克、草烏1.5克、白芷1.2克、羌活1.2克、桂枝6克、薄荷6克、麻黃6克、穿山甲6克、防風6克、杜仲6克、丑牛6克、丁香1.2克、樟腦1.2克、南星1.2克、細辛6克、降香3克、明雄4.5克、全蝎4.5克、麝香6克、秦艽6克、艾絨15克、硫磺3克（《太乙神針臨床證錄》）。

（二）雷火神針

雷火神針與太乙神針的製作、施灸方法相同，唯處方不同。

本法適應於疼痛性疾病，如風寒濕痺、附骨疽、閃挫腫痛等。

附雷火神針處方：

處方一：艾絨30克、乳香3克、沒藥3克、麝香1.5克、硫磺3克、雄黃3克、川烏3克、草烏3克、桃樹皮3克（《本草綱目》）。

處方二：艾絨 60 克、乳香 9 克、麝香少許、沈香 9 克、木香 9 克、羌活 9 克、茵陳 9 克、乾薑 9 克（《針灸大成》）。

處方三：艾絨 30 克、乳香 3 克、沒藥 3 克、麝香 1.5 克、硫磺 3 克、雄黃 3 克、川烏 3 克、草烏 3 克、桃樹皮 3 克、辰砂 6 克（《種福堂公選良方》）。

處方四：艾絨 90 克、丁香 1.5 克、麝香 0.6 克（《外科正宗》）。

第七節　艾灸的施治程序與時間

施灸一般臨床操作可先灸上部，後灸下部，先背部而腹部，先頭身後四肢。但在特殊情況下必須靈活掌握。施灸的時間長短均應根據患者的病情、體質、年齡、部位來決定。

一般地每施灸部位施灸 5～10 分鐘或更長些；按壯數計，施 3～7 壯；按施灸程度講，使施灸部位的皮膚潮紅為宜。

第八節　施灸後的處理

施灸後、局部皮膚出現潮紅，屬於正常現象，無需處理。如因施灸過量，時間過長，局部出現小水泡，只要注意不擦破，可任其自然吸收，可結痂而癒。如水泡較大，可用消毒的毫針刺破水泡，放出水液，或用注射針抽出水液，再塗以龍膽紫，並注意衛生，防其感染，待其吸收癒合。

如用化膿灸者，在灸瘡化膿期間，要注意適當休息，加強營養，保持局部清潔，並可用敷料保護灸瘡，以防感染，待其自然癒合。如護理不當，灸瘡膿液呈黃綠色或有滲血現象者，可用消炎藥膏塗敷。

第九節　艾灸的注意事項及禁忌症

進行灸療時，體位必須平正、舒適、不能移動，防止艾炷滾落。艾條灸和溫針時，要防止燃燒的艾絨或燃盡的熱灰脫落，以免引起燙傷或燒壞衣物。

在間接灸時，由於薑汁或蒜汁的刺激，容易起泡，須加防止。可在患者有灼燙感時將薑片或蒜片提起，稍停片刻，再行放下施術。灸後要慎避風寒，切忌生冷醇厚味，以進食素淡為宜。

灸治完畢時，一定要將艾炷、艾條等物熄滅，否則艾絨易復燃引發事故。

遇患者如過飢、過飽、酒醉、勞累、情緒不穩、陰虛內熱等時，要慎用灸法。顏面及關節附近不宜採用化膿灸，以免影響面容及關節活動功能。心臟、大血管及黏膜附近少灸或不灸，孕婦的腹部及腰骶部也不宜灸。毛髮處、重要器官臨近穴位禁灸。

下篇　各　論

第一節　內科疾病

一、感冒

〔概述〕

感冒也叫傷風，是由感冒病毒引起的急性上呼吸道炎症，一年四季都可發生，其主要表現為鼻塞、流涕、打噴嚏、聲重、頭痛、怕冷、發燒或不發燒、咳嗽、咽癢或咽痛等。

〔診斷〕

1. 氣候突然變化、受涼或與感冒病人有接觸史。

2. 惡寒、發熱、頭痛、鼻塞、咳嗽、打噴嚏、流涕、肢體酸痛、無汗或少汗、咽癢或咽乾等症狀典型突出。

3. 白細胞計數多及中性粒細胞減少。

4. 四時均有，以冬春多見。應與上呼吸道感染等相鑒別。

〔**取穴**〕（圖 2-1）。

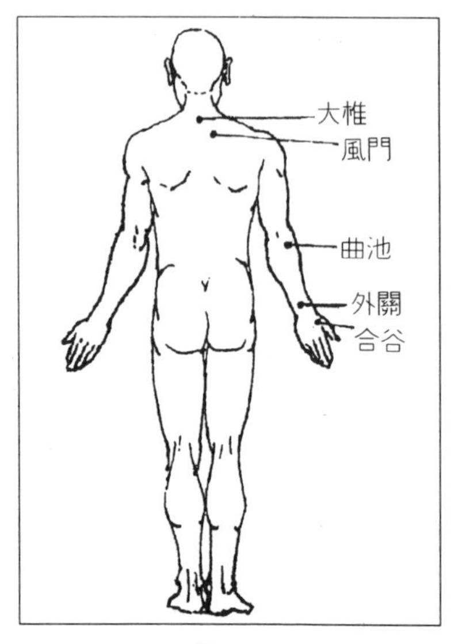

圖 2－1

1. 大椎：在第 7 頸椎與第 1 胸椎棘突間隔中。

2. 風門：在第 2 胸椎棘突旁開 1.5 寸處。

3. 曲池：在肘窩橫紋端盡處。

4. 合谷：伸開拇、食二指，在第 1、2 掌骨間微凹處。

5. 外關：從陽池穴上 2 寸，尺橈兩骨之間。

〔**灸法**〕

1. 取上述穴位，用艾炷無瘢痕灸法，每穴灸 1～3 壯。

2. 取上述穴位，用艾炷隔薑灸法，每穴灸 1～5

壯。

3. 取上述穴位，用艾炷隔蔥灸法，每穴灸 1～5 壯。

4. 取上述穴位，採用艾條溫和灸法，每穴灸 5～10 分鐘。

〔說明〕

以上四法可任取一法，或四法交替使用，每日灸 1～2 次。

二、急性支氣管炎

〔概述〕

急性支氣管炎是指支氣管的急性炎症性病變。是由感染、物理、化學刺激或過敏引起。其主要表現為咳嗽、咯痰。多發於冬春兩季。屬於中醫學的「咳嗽」範疇。

〔診斷〕

1. 好發於冬春季節，常有受涼或過勞等誘因。一般先有畏寒、發熱、鼻塞、咽痛等上呼吸道感染症狀。

2. 咳嗽為主要症狀，初為乾咳，繼則有痰。

3. 胸部聽診可聞及粗糙呼吸音，並可有乾、濕羅音，但咳嗽後羅音性質與部位易改變或消失。

4. 血白細胞數大都正常或略偏高；胸部 X 線檢查亦無異常或僅見肺紋理增粗。

5. 應與其他呼吸道疾病，如肺炎等相鑒別。

〔**取穴**〕（圖 2-2）

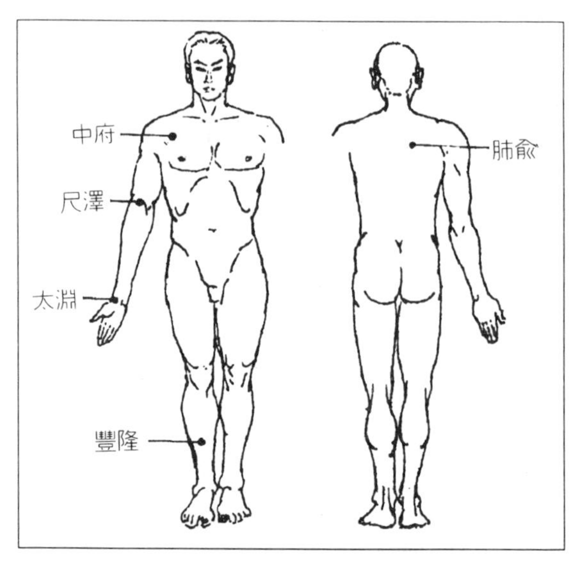

圖 2－2

1. 肺俞：在第 3 胸椎棘突下旁開 1.5 寸處。

2. 中府：從乳頭上數三肋於乳線或鎖骨中線旁開 2 寸處。

3. 尺澤：在肘橫紋中，肱二頭肌腱橈側處。

4. 太淵：在腕橫紋之橈側，按取動脈處。

5. 豐隆：在外踝上 8 寸，條口穴外開 1 寸處。

〔**灸法**〕

1. 取上述穴位，採用艾炷無瘢痕灸，每穴灸 3～5 壯。

2. 取上述穴位，採用艾炷隔薑灸，每穴灸 3～5 壯。

3. 取上述穴位，採用艾條溫和灸法，每穴灸 5～10 分鐘。

〔說明〕

以上三法，可任選一法，也可交替運用，每次灸一側穴位，每日 1～2 次，左右穴位交替進行。3～5 日一個療程。

三、慢性支氣管炎

〔概述〕

慢性支氣管炎是一種病因尚未完全明瞭的氣管——支氣管黏膜的炎性疾病。本病起病緩慢，病情輕重不一，咳嗽、咯痰是其主要症狀，繼發感染時則見高燒、寒顫，咳嗽加劇，痰量增多，呈白黏或黃膿樣。有部分過敏體質的病人在慢性支氣管炎症加重時，可出現喘息，哮鳴音，甚至不能平臥，少數病人後期常併發阻塞性肺氣腫、肺源性心臟病。其病因細菌、病毒感染外，還與長期大量吸煙、大氣污染、氣候變化及某些致敏因素有關。

〔診斷〕

1. 病人有長期吸煙或經常吸入刺激性及塵埃的病史，發病緩慢，病程較長，症狀逐漸加重。

2. 以咳嗽、咯痰為主要症狀，多為大量黏液泡沫痰，早晚較重，入冬尤劇。每年發病持續三個月，並連續兩年以上。

3. 胸部X線檢查早期無異常，病情嚴重時可見肺紋理增強。胸部聽診可聞肺底有乾、濕羅音。

4. 應與支氣管擴張症、肺結核等相鑒別。

〔**取穴**〕（圖 2-3）

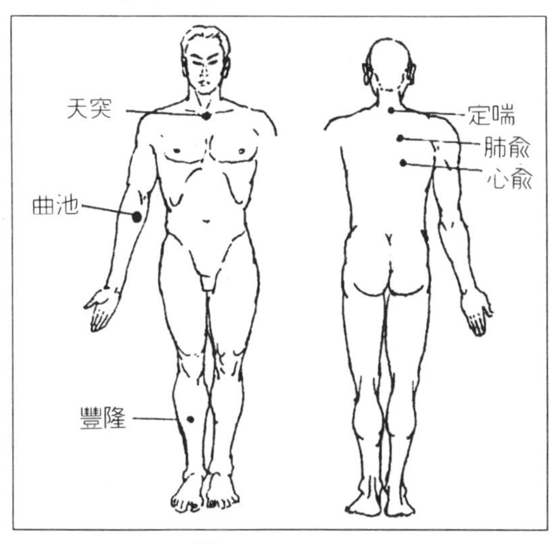

圖 2－3

1. 肺俞：取法見急性支氣管炎。

2. 心俞：在第 5 胸椎棘突旁開 1.5 寸處。

3. 定喘：大椎旁開 0.5 寸處。

4. 天突：胸骨切跡之上緣，缺盆中央陷凹處。

5. 曲池：取法見感冒。

6. 豐隆：取法見急性支氣管炎。

〔**灸法**〕

1. 取上述穴位，採用艾炷無瘢痕灸法，每穴灸 3～5 壯。

2. 取上述穴位，採用艾條溫和灸法，每穴灸 5～7 分鐘。

3. 取定喘、肺俞、心俞穴，採用隔藥餅艾炷灸法，每穴灸 5～10 分鐘。

附藥餅方：毛茛適量、鮮生薑汁適量。將其調和製成餅，敷穴灸用。

〔**說明**〕

以上三法可選其中一法，也可交替運用。每日灸 1～2 次，每次取一側穴位，兩側穴位交替進行。每 5 日一個療程，休息 3 日，再進行下一療程。

四、支氣管哮喘

〔**概述**〕

支氣管哮喘是一種常見的呼吸道過敏性疾病。以反覆發作，伴有哮鳴音、呼吸困難為特徵。可發生在任何年齡，但以 12 歲前開始發病者居多，大多數發病於秋冬季，春季次之，夏天最少。發作時，可持續數分鐘至數小時，或更長，可自行或經治療緩解。本病屬於中醫學的「哮病」範疇。

〔**診斷**〕

1. 以反覆發作的呼氣性為主的呼吸困難及哮鳴氣急等症狀特徵突出。

2. 哮喘發作或可追溯與某種變應原或刺激因素有關。往往在靜息時突然喘息，繼而咳嗽。發作時胸廓飽滿隆起，肺部聽診呈過清音，呼氣延長，兩肺滿佈哮鳴音及乾性羅音。

3. X 線檢查僅見兩肺紋理增粗或透亮度增高。

4. 應與心原性哮喘及熱帶性嗜酸性白細胞增多症相鑒別。

〔**取穴**〕（圖 2-4）

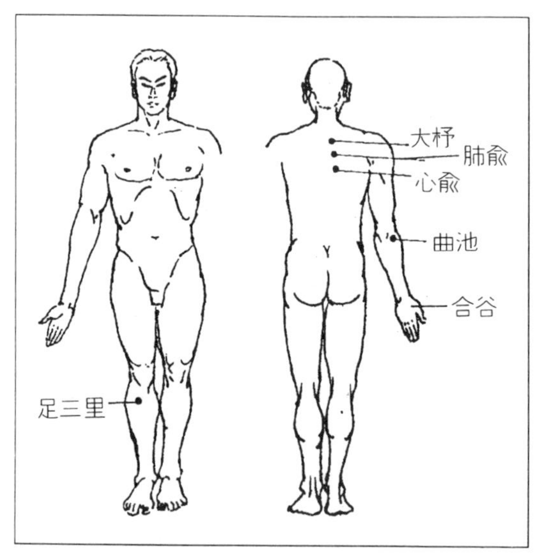

圖 2－4

1. 大杼：在第一胸椎棘突旁開 1.5 寸處。
2. 肺俞：取法見急性支氣管炎。
3. 心俞：取法見慢性支氣管炎。
4. 曲池：取法見感冒。
5. 合谷：取法見感冒。
6. 足三里：在外膝眼下 3 寸處。

〔灸法〕

1. 取上述穴位，採用艾炷無瘢痕灸法，每穴灸 3～5 壯。

2. 取上述穴位，採用艾條懸空灸法，每穴灸 3～5 分鐘。

3. 取上述穴位，採用艾炷隔麵餅灸法，每穴灸 3～5 壯。

4. 取上述穴位，採用太乙神針實按灸法，每穴灸 5～10 次。

〔說明〕

以上四法可任選其一種，也可多種交替進行，每日 1～2 次。每次取一側穴位，兩側穴位交替進行。5～7 日一個療程，休息 3 日後再進行下一療程。

五、急性胃炎

〔概述〕

急性胃炎是指各種原因所致的急性胃黏膜的炎性變化。一般分為單純性胃炎、腐蝕性胃炎、感染性胃炎、化膿性胃炎和急性出血性糜爛性胃炎五種。其中腐蝕性胃炎是由於吞服強酸、強鹼或其他腐蝕劑所引起，是一種嚴重的中毒；急性化膿性胃炎，係由化膿性細菌侵入胃壁引起的一種嚴重的化膿性胃炎，常發展至胃壁壞死和穿孔；急性出血性糜爛性胃炎，發病亦急，以大量上消化道出血為主要表現。因此這三類胃炎不適合艾灸，需中西醫結合積極救治。急性胃炎中只有急性單純性胃炎和感染性胃炎，常因暴飲暴食或食用污染不潔食物所致，其主要症狀為上腹部不適或疼痛，食慾減退、噁心嘔吐，可歸屬於中醫學的「胃脘痛」「嘔吐」等病證範疇。

〔**診斷**〕

1. 多有飲食不節或服刺激性藥物等病史，及突發胃脘部脹滿疼痛，常在食後 2～4 小時內發病。

2. 噁心、嘔吐，上腹部不適或疼痛。

3. 食慾減退，甚至全無食慾。

4. 病重者可伴有不同程度發熱、畏寒、痞悶、噯氣、泛酸、嘈雜等症。

〔**取穴**〕（圖 2-5）

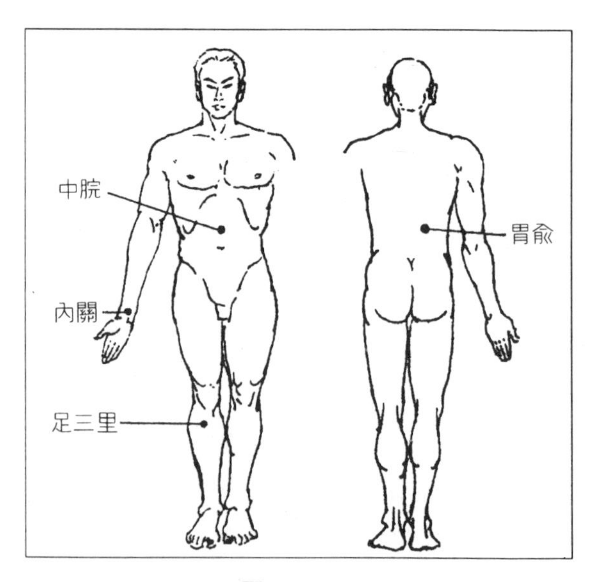

圖 2－5

1. 中脘：在肚臍上 4 寸處。

2. 內關：在掌側腕橫紋上 2 寸，兩筋之間。

3. 足三里：取法見支氣管哮喘。

4. 胃俞：在第 12 胸椎棘突下旁開 1.5 寸處。

〔灸法〕

1. 取上述穴位，採用艾炷無瘢痕灸法，每穴灸 3～5 壯。

2. 取上述穴位，採用艾條懸空灸法，每穴灸 5～10 分鐘。

3. 取上述穴位，採用溫針灸法，每穴留針 3～5 分鐘。

〔說明〕

以上三法可任選其一種，也可交替運用。每日灸 1～2 次。每 3 日一個療程，休息兩天，再做下一療程。

六、慢性胃炎

〔概述〕

慢性胃炎是以胃黏膜的非特異性慢性炎症為主要病理變化的疾病。臨床上慢性胃炎分為淺表性胃炎、萎縮性胃炎和肥厚性胃炎三種。慢性胃炎病程緩慢，反覆發作，表現為上腹部劍突下隱痛、刺痛，疼痛一般無規律性，納差食後腹脹、噁心、嘔吐。萎縮性胃炎還可見貧血、腹瀉、消瘦等。

〔診斷〕

1. 慢性胃炎的臨床表現頗不一致，缺乏明顯的特點，主要症狀有上腹疼痛，以隱痛、鈍痛、脹痛、刺痛較為多見，無節律性，常伴脹滿，食慾不振，噁心嘔吐，消化不良，泛酸，噯氣，消瘦乏力，上腹部壓痛範圍較廣泛。

2. 胃鏡檢查可見胃黏膜充血、水腫、糜爛和出血，黏膜表面黏液增多；或胃黏膜顏色變淡，黏膜變薄；或黏膜脂厚不規則，皺襞粗大等病理變化。

3. 胃液分析：慢性胃炎大多趨向於低酸，其中淺表性胃炎，胃酸大多正常；萎縮性胃炎大多降低，甚至呈無游離酸狀態；肥厚性胃炎大多增高，在空腹胃液內常發現黏液、白細胞、上皮細胞和細菌等。

〔**取穴**〕（圖 2-6）

1. 中脘：取法見急性胃炎。

2. 內關：取法見急性胃炎。

3. 足三里；取法見支氣管哮喘。

4. 三陰交：在內踝尖上 3 寸，脛骨後緣處。

5. 胃俞：取法見急性胃炎。

〔**灸法**〕

1. 取上述穴位，採用艾炷無瘢痕灸法，每穴灸 3～5 壯。

2. 取上述穴位，採用艾條溫和灸法，每穴灸 5～7 分鐘。

3. 取上述穴位，採用艾炷隔麵餅灸法，每穴灸 3～

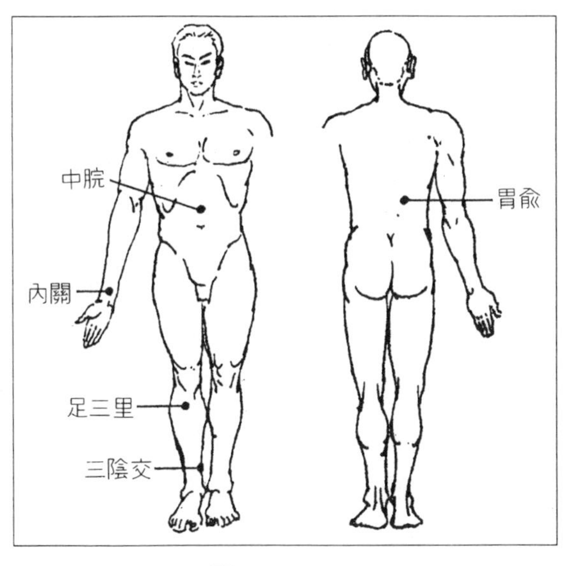

圖 2－6

7 壯。

〔說明〕

以上三法可任選其一種。每日灸 1～2 次。灸 7 日為一個療程，休息 3 日再進行下一療程。

七、急性胃腸炎

〔概述〕

急性胃腸炎是指各種原因引起的急性胃腸道黏膜彌漫性炎症。本病多發於夏、秋季，多與飲食不節有關。多表現為嘔吐、腹痛和腹瀉。病情嚴重者表現為劇烈腹痛和頻繁嘔吐、腹瀉，並伴有眼球下陷等脫水徵象及血壓下降、尿量減少、呼吸加深加快等酸中毒、休克徵象者應送醫院搶救。本病屬於中醫的「泄瀉」「嘔吐」等範疇。

〔**診斷**〕

1. 病前有進食生冷、不潔食或暴飲食史。一年四季均可發病，夏、秋季多見。

2. 突然發生腹痛、腹瀉、嘔吐。大便呈糊狀或水沫，每日數次至十數次，嘔吐物多為胃內發酵食物或殘渣。可伴有不同程度的畏寒、發熱。

3. 糞便鏡檢無特殊或有少量紅、白細胞。

〔**取穴**〕（圖 2-7）

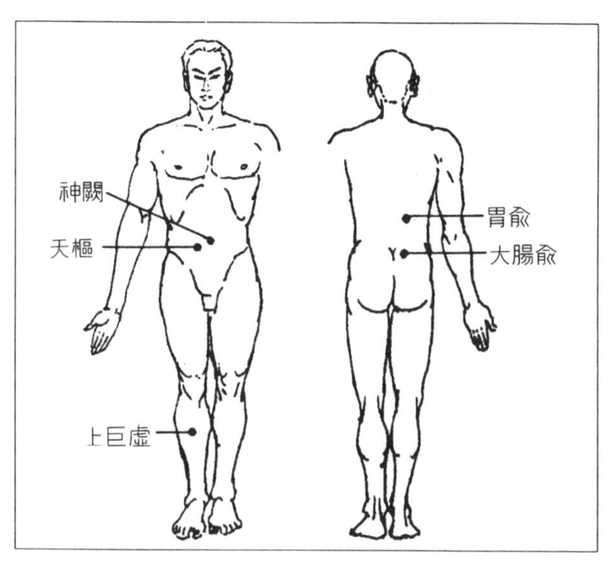

圖 2－7

1. 天樞：在肚臍旁開 4 寸處。

2. 胃俞：取法見急性胃炎。

3. 大腸俞：在第 4 腰椎棘突下旁開 1.5 寸處。

4. 上巨虛：在足三里穴下 3 寸，當足三里穴與下巨虛穴連線的中點。

5. 神闕：在肚臍正中。

〔灸法〕

1. 取上述穴位，採用艾炷無瘢痕灸法，每穴灸 3～5 壯。

2. 取上述穴位，採用艾炷隔蒜灸法，每穴灸 3～5 壯。

3. 取上述穴位，採用艾條溫和灸法，每穴灸 5～7 分鐘。

4. 取上述穴位，採用艾炷隔薑灸法，每穴灸 3～5 壯。

5. 取上述穴位，採用附子餅灸法，每穴灸 3～5 壯。

6. 取肚臍，採用隔鹽灸法，每次灸 3～5 壯。

〔說明〕

以上六法可任意取前五法之一種，加上最後一法，進行灸治。每日灸 1～2 次，除肚臍外，兩側穴位交替進行。

八、胃、十二指腸潰瘍

〔概述〕

胃、十二指腸潰瘍病也稱「消化性潰瘍」或「潰瘍病」，是一種全身性慢性疾病。多發於青壯年，男性發病率較高。其形成和發展均與胃液中胃酸及胃蛋白酶的消化作用密切相關。

持續的精神緊張和憂慮、沮喪等不良情緒刺激，長期腦力活動，缺乏必要的休息和調節，也與本病的發生和發展有關。其臨床表現為上腹痛，可為鈍痛、灼痛、脹痛或劇痛，但也可以僅感飢餓不適。其特點為節規性疼痛，胃潰瘍的疼痛部位在劍突下偏左，餐後出現較早，約在餐後半小時至 1 小時出現，至下次餐前消失，午夜痛少見；十二指腸潰瘍的疼痛部位在中上腹偏右，好發於餐後 3～4 小時，或半夜痛醒；其次為慢性病程及周期性發作，常伴反酸、噯氣。本病屬於中醫學的「胃脘痛」的範疇。

〔**診斷**〕

1. 慢性、周期性反覆發作的病程，節律性的上腹部疼痛。半夜疼痛但清晨痛止，或伴有、曾有上消化道大量出血。

2. X 線鋇餐檢查，病變處可見龕影。胃潰瘍的龕影多見於小彎，且常在潰瘍對側見到痙攣性切跡；十二指腸潰瘍的龕影見於球部；但大多數表現為球部畸形的間接徵象。

3. 纖維內窺鏡檢查對於胃和十二指腸腔內黏膜表面上的各種變化，可以直接觀察、攝影，且可採取活組織和脫落細胞作病理檢查，對胃腸潰瘍和惡性潰瘍的鑒別診斷有重要價值。

4. 胃液分析：胃潰瘍無特徵性改變，十二指腸潰瘍病人的胃酸濃度及胃液量顯著增加。

5. 糞便隱血試驗在潰瘍活動期可呈陽性。

〔**取穴**〕（圖 2-8）

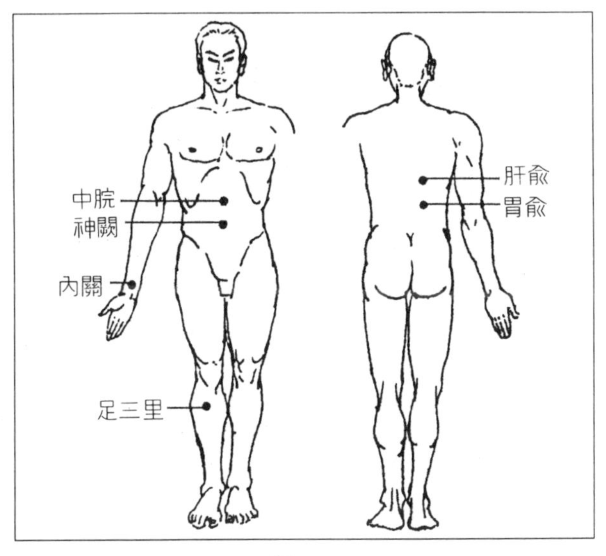

圖 2－8

1. 肝俞：在第 9 胸椎棘突下旁開 1.5 寸處。

2. 胃俞：取法見急性胃炎。

3. 中脘：取法見急性胃炎。

4. 內關：取法見急性胃炎。

5. 足三里：取法見支氣管哮喘。

6. 神闕：在肚臍正中。

〔**灸法**〕

1. 取上述穴位，採用艾炷直接灸法，每穴灸3～5壯。

2. 取上述穴位，採用艾條懸空灸法，每穴灸5～7分鐘。

3. 取上述穴位，採用艾炷隔蒜灸法，每穴灸3～5壯。

4. 取上述穴位，採用艾炷隔胡椒灸法，每穴灸3～5壯。

5. 取肚臍，採用艾炷隔鹽灸法，每次灸5～7壯。

〔**說明**〕

以上五法可任選前四法之一，加上最後一法。每日灸1～2次。連灸5日為一療程。休息3日後再進行下一療程。

九、胃下垂

〔**概述**〕

胃下垂是指由於胃支持韌帶的弛緩或胃壁的鬆弛，導致胃臟低於正常位置，端立時的胃下端（大彎）位於髂嵴連線以下5公分，或胃小彎弧線最低點降到髂嵴連線以下的位置，伴有排空緩慢者的一種病證。臨床症狀可有腹脹，其特徵是食後加重，平臥減輕，噁心、噯氣、不規則胃痛，偶有便秘或腹瀉，患者多為瘦長體形，常伴有頭昏、眩暈、心悸、乏力、直立性低血壓等症狀。本病屬於中醫學的「虛損」範疇。

〔**診斷**〕

1. 腹部飽脹疼痛不適，食後加重，平臥減輕，嘈雜噯氣，噁心，嘔吐，大便不調，時秘時溏。

2. 體檢時肋下角小於 90 度。站立位上腹部可觸及較明顯的主動脈搏動，並有明顯的晨起空腹胃部有振水聲及上腹部隨站臥位不同而有不固定的壓痛點。

3. 胃腸鋇餐檢查可見胃呈魚鉤形，站立時位置下降，緊張力減退，小彎在髂嵴聯線以下或胃下緣在髂嵴聯線下大於 5 公分。胃內常有較多量的瀦留液，排空遲緩。

〔**取穴**〕（圖 2-9）

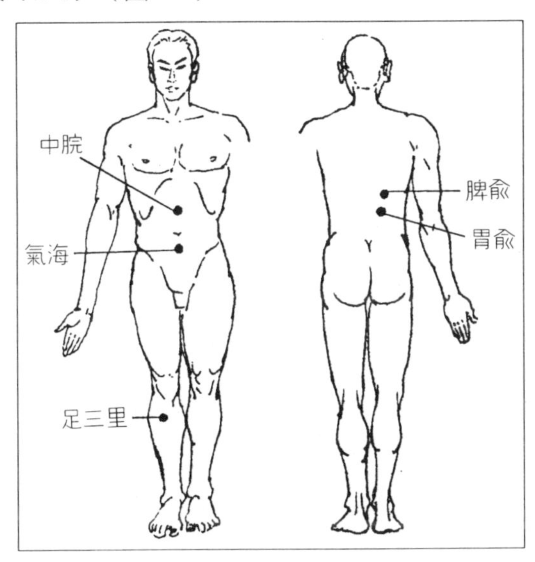

圖 2－9

1. 脾俞：在第 11 胸椎棘突下旁開 1.5 寸處。

2. 胃俞：取法見急性胃炎。

3. 中脘：取法見急性胃炎。

4. 氣海：肚臍直下 1.5 寸處。

5. 足三里：取法見支氣管哮喘。

〔灸法〕

1. 取上述穴位，採用艾炷直接灸法，每穴灸 3～5 壯。

2. 取上述穴位，採用艾條懸空灸法，每穴灸 5～7 分鐘。

3. 取上述穴位，採用艾炷隔蔥灸法，每穴灸 3～5 壯。

〔說明〕

以上三法可選其一法，也可三法交替、穿插使用。每日灸 1～2 次。連灸 7 日為一療程，休息 3 天後再進行下一療程。

十、胃腸神經官能症

〔概述〕

胃腸神經官能症是胃腸道神經功能紊亂所引起的病症。其主要表現為胃腸運動及分泌功能紊亂，在病理解剖方面並無器質性病變。胃神經官能症患者常有反酸、噯氣、厭食、呃逆、噁心、嘔吐、食後飽脹、上腹不適或疼痛等症狀；腸神經官能症，患者常有腹痛或不適，腹脹、腸鳴、腸瀉或便秘等，同時常伴有頭昏、頭痛、失眠、焦慮、精神渙散，神經過敏等其他官能性症狀。本病屬於中醫學的「鬱證」的範疇。

〔**診斷**〕

1. 神經性嘔吐：往往進食後，突然發生嘔吐，一般無明顯噁心，嘔吐量不多，並伴有癔病色彩、誇張、做作，易受暗示，間歇期完全正常，且不影響食慾或入量。因此多無明顯營養障礙。

2. 神經性噯氣：患者常續噯氣，企圖通過噯氣來解除飽脹。也帶有癔病色彩，常當眾噯氣更甚。

3. 神經性厭食：是一種以厭食、嚴重的體重減輕和閉經為主要表現，而無器質性原因的綜合徵。

4. 癔球症：患者主觀上感覺有個東西梗阻於咽喉部，吞吐不能，但實際上在進食時並無咽下困難，檢查亦無發現咽部有任何器質性病變或異物。

具以上四種症狀者，則可診斷為胃神經官能症。

5. 情緒性腹瀉：臍周隱痛或陣痛，腸鳴亢進，大便水樣，常因情緒波動而激發。

6. 結腸過敏：以結腸運動功能障礙為主，因部分結腸的痙攣，患者常有不規則陣發性腸絞痛，主要位於左下腹，陣痛時可捫及痙攣的腸曲，大便乾結，伴有腹脹和頻繁的排氣。若運動功能障礙表現為腸蠕動亢進，則大便次數增多。

有以上五、六兩條症狀者可診斷為腸神經官能症。

〔**取穴**〕（圖 2-10）

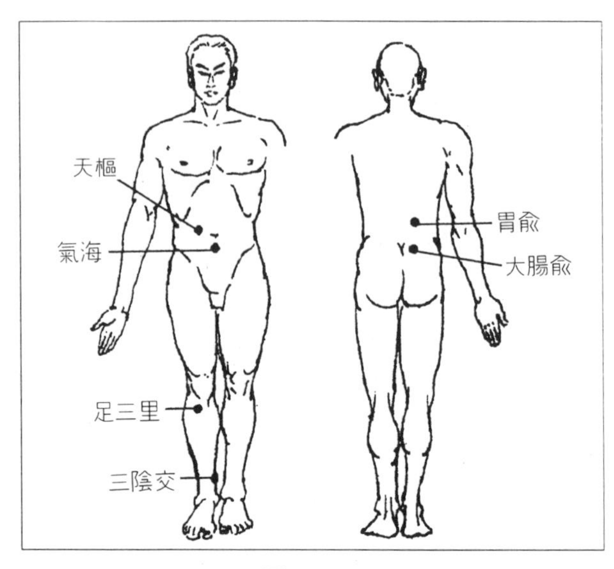

圖 2–10

1. 胃俞：取法見急性胃炎。

2. 大腸俞：取法見急性胃腸炎。

3. 天樞：取法見急性胃腸炎。

4. 氣海：取法見胃下垂。

5. 足三里：取法見支氣管哮喘。

6. 三陰交：取法見慢性胃炎。

〔灸法〕

1. 取上述穴位，採用艾炷直接灸法，每穴灸 3～5 壯。

2. 取上述穴位，採用艾條懸空灸法，每穴灸 3～7 分鐘。

3. 取上述穴位，採用艾炷隔麵餅灸法，每穴灸 3～

5壯。

〔說明〕

以上三法可任選一法，也可交替、穿插運用。每日灸1～2次。除氣海外，每次灸可取一側穴位、兩側穴位交替進行。5～7日為一療程，休息3日再進行下一療程。

十一、潰瘍性結腸炎

〔概述〕

潰瘍性結腸炎又稱慢性非特異性潰瘍性結腸炎。以反覆發作性腹痛、腹瀉、膿血便或黏液血便，裡急後重等。潰瘍性結腸炎是直腸、結腸黏膜及黏膜下層的一種非特異性炎症性病變，其病理改變為黏膜潰瘍，固有層受多形核細胞、漿細胞和嗜酸性粒細胞浸潤。目前認為是一種自身免疫性疾病，屬Ⅳ型變態反應。還與遺傳因素、神經精神因素、微生物感染等有關。本病屬於中醫學的「泄瀉」、「腹痛」的範疇。

〔診斷〕

1. 持續性或反覆發作性黏液便或膿血便，常伴陣發性痙攣性左下腹疼痛，並有裡急後重，排便後緩解。

2. 糞便細菌培養呈陰性。

3. 結腸鏡檢查發現其局部變化與急性菌痢相似，但活組織檢查則為非特異性炎症變化和纖維瘢痕，同時可見糜爛及上皮變化等。如病變在右側結腸，檢查結果可完全陰性。

4. 本病應與慢性菌痢、慢性阿米巴痢疾、結腸癌、血吸蟲病、結腸過敏等相鑒別。

〔**取穴**〕(圖 2-11)

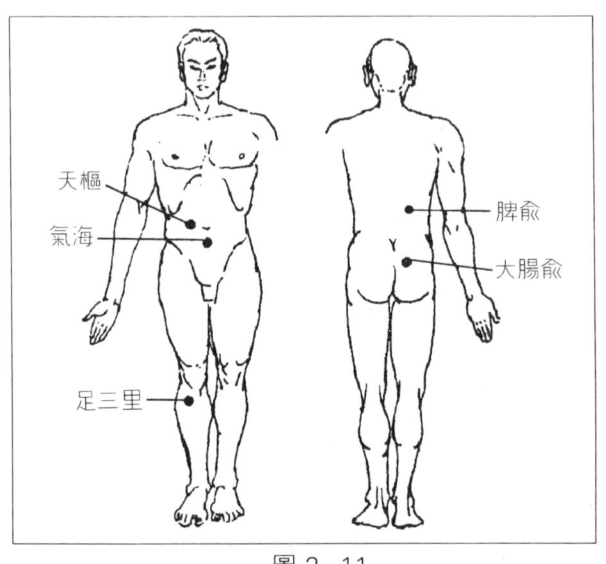

圖 2－11

1. 脾俞：取法見胃下垂。

2. 大腸俞：取法見急性胃腸炎。

3. 天樞：取法見急性胃腸炎。

4. 氣海：取法見胃下垂。

5. 足三里：取法見支氣管哮喘。

〔**灸法**〕

1. 取上述穴位，採用艾炷直接灸法，每穴灸 3～5 壯。

2. 取上述穴位，採用艾條懸空灸法，每穴灸 5～7 分鐘。

3. 取上述穴位，採用艾炷隔麵餅灸法，每穴灸 3～5 壯。

〔說明〕

以上三法可任選其一種方法，也可交替或穿插運用。每日灸 1～2 次，除氣海穴外，每次可取一側穴位，兩側交替進行，5～7 日為一療程，休息 3 日後再進行下個療程。

十二、細菌性痢疾

〔概述〕

細菌性痢疾是由痢疾桿菌引起的腸道傳染病，以結腸的化膿性潰瘍性炎症為基本的病理改變，臨床以發熱、腹痛、黏液和膿血便、裡急後重及腹部壓痛為特點。本病屬於中醫學「赤白痢」、「血痢」、「膿血痢」的範疇。

〔診斷〕

1. 病前 1 週有不潔飲食或與菌痢病人接觸史。

2. 急性菌痢，起病急，呈高熱、畏寒、全身酸痛，噁心、嘔吐等毒血症狀，數小時後出現陣發性腹瀉、腹痛，裡急後重，下赤白膿血黏凍。體檢左下腹有壓痛、腸鳴音亢進。

3. 慢性菌痢與急性菌痢表現相同，慢性菌痢只是病程較長，一般指超過兩個月以上者。

4. 糞便檢查見膿細胞、紅細胞、吞噬細胞。糞培養有痢疾桿菌生長。

〔**取穴**〕（圖 2-12）

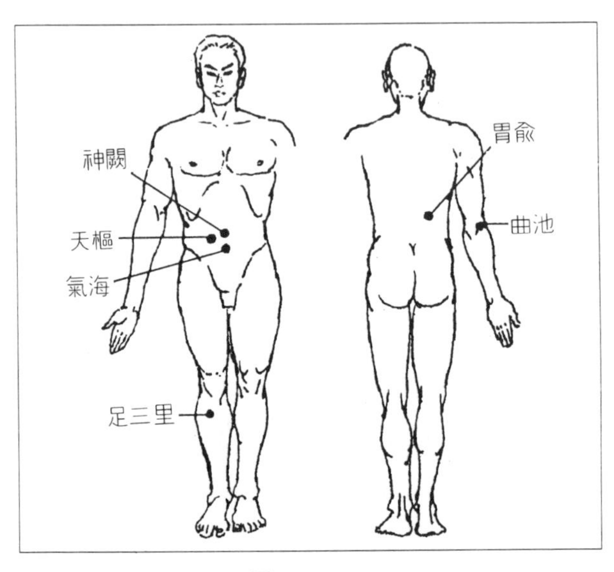

圖 2－12

1. 神闕：在肚臍中。
2. 氣海：取法見胃下垂。
3. 天樞：取法見急性胃炎。
4. 胃俞：取法見急性胃炎。
5. 曲池：取法見感冒。
6. 足三里：取法見支氣管哮喘。

〔**灸法**〕

1. 取神闕穴，採用艾炷隔鹽或隔蒜灸法，每次灸

3～7 炷。

2. 取氣海穴，採用艾條或藥條懸空灸，每次灸 5～7 分鐘。

3. 取天樞、胃俞、曲池、足三里穴，採用艾炷直接灸或艾條懸空灸法，每穴灸 3～5 壯或 5～7 分鐘。

附藥條處方：艾絨　紫參（研末）各等份。

〔**說明**〕

照上述三法，每日灸 1～2 次。5 日為一療程。

十三、病毒性肝炎

〔**概述**〕

病毒性肝炎是由肝炎病毒所引起的傳染病。其主要病變為肝細胞變性、壞死及肝臟間質炎性浸潤。臨床特點有食慾減退、噁心、厭油、乏力、肝腫大及肝功能異常等。部分患者出現黃疸。現代醫學把病毒性肝炎分為 A 型、B 型和 C 型三種。

A 肝病毒主要存在於血液和糞便中，通過食物、用具等經口傳染，也可經皮膚接觸傳染，血中可查到 A 肝抗體陰性。B 肝病毒主要在血液及其他內分泌液中，通過消毒不徹底的注射器、輸血、性生活、母體和胎兒血循環等途徑傳染。C 肝病毒的存在及感染途徑，目前尚不清楚。本病屬於中醫學「脇痛」、「疫毒」、「黃疸」的範疇。

〔**診斷**〕

1. 有與肝炎病人密切接觸史，或有輸血、注射血製品及長期酗酒等病史。

2. 近期突然出現無其他原因可以解釋的消化道症狀，如，食慾減退、右脇痛、噁心、腹脹、腹瀉、明顯乏力、發熱或尿黃等。

3. 肝功能血清谷丙轉氨酶及膽紅質增高，A 肝、C 肝抗體陽性，B 肝澳大利亞病毒抗原陽性有助於診斷。

4. 根據病史、病程及症狀、體徵，區分不同類型；有黃疸者應與膽囊炎、膽石症等病區別。可借助超聲波、膽囊造影或 X 光檢查幫助診斷與鑑別。

〔**取穴**〕（圖 2-13）

1. 肝俞：取法見胃十二指腸潰瘍。

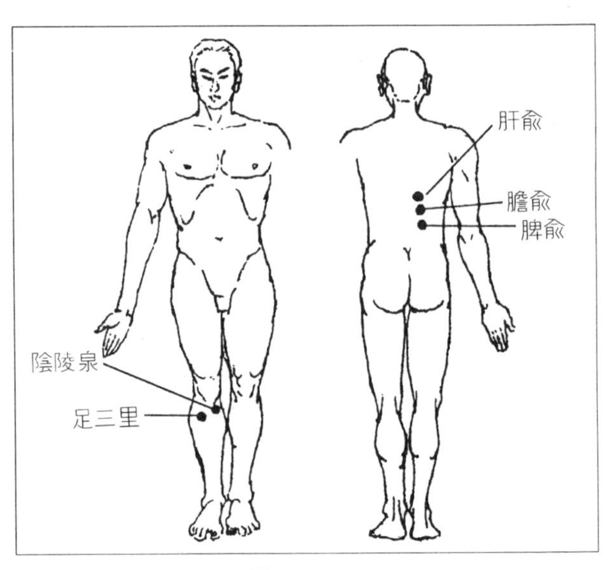

圖 2－13

2. 脾俞：取法見胃下垂。

3. 膽俞：在第 10 胸椎棘突下旁開 1.5 寸處。

4. 陰陵泉：在脛骨內側髁下凹陷中。

5. 足三里：取法見支氣管哮喘。

〔灸法〕

1. 取上述穴位，採用艾炷直接灸法，每穴灸 3～5 壯。

2. 取上述穴位，採用艾條懸空灸法，每穴灸 5～7 分鐘。

3. 取上述穴位，採用太乙神針灸法，每穴灸 5～10 次。

4. 取上述穴位，採用艾炷隔藥餅灸法，每穴灸 5～7 壯。

附：藥餅處方

艾絨、茵陳、夏枯草各等份。

〔說明〕

以上四法可任選取一種，也可交替穿插使用。每日灸 1～2 次，每次取一側穴位，兩側穴位交替進行。5 日為一療程。

十四、急性胰腺炎

〔概述〕

急性胰腺炎是胰腺酶自身消化胰腺引起的化學性炎症。發病以青壯年居多，女性多於男性。其主要臨床表現為突發性腹痛、噁心、劇烈嘔吐；重者可出現皮下瘀斑、腹膜炎、休克等。急性胰腺炎可分為急性水腫性、急性出血性和急性壞死性胰腺炎。本病屬於中醫學的「結胸」、「脾心痛」的範疇。

〔**診斷**〕

1. 病前多有酗酒、暴食或情緒波動史。

2. 早期上腹部壓痛不明顯，數小時後上腹部壓痛明顯。上腹痛陣發性加劇，伴有噁心、嘔吐。

3. 中等度發熱。

4. 化驗血澱粉酶超過 500 蘇氏單位，或尿澱粉酶超過 1000 蘇氏單位，血常規白細胞計數及中性細胞增高。

〔**取穴**〕（圖 2-14）

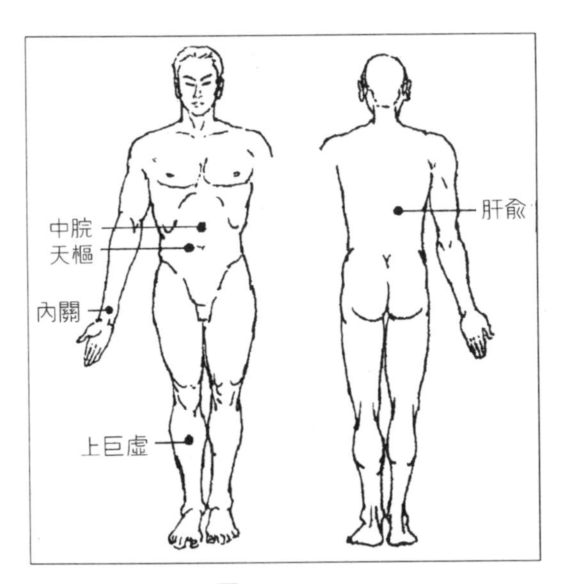

圖 2－14

1. 肝俞：取法見胃十二指腸潰瘍。

2. 中脘：取法見急性胃炎。

3. 天樞：取法見急性胃炎。

4. 內關：取法見急性胃炎。

5. 上巨虛：在足三里穴與下巨虛穴連線的中點處。

〔灸法〕

1. 取以上所述穴位，採取艾炷直接灸法，每穴灸3～5壯。

2. 取以上所述穴位，採取艾條懸空灸法，每穴灸5～10分鐘。

3. 取以上所述穴位，採用艾炷隔麵餅灸法或隔黃泥灸法，每穴灸5～7壯。

4. 取上述穴位，採用太乙神針灸法，每穴灸按10～15下。

〔說明〕

以上四法，可任選取一種，也可交替穿插進行。每日灸1～2次，5日一個療程。

十五、高血壓病

〔概述〕

高血壓是指病因尚未明確，以動脈血壓升高為主要臨床表現的一種獨立疾病，能引起動脈、腦、心、腎臟等器官的損害。頭痛、頭暈、乏力等是其常見症狀。高血壓病分為原發性和繼發性兩種。發病機制較為複雜，學說繁多，迄今尚無定論。本病可歸屬於中醫學的「頭痛」、「眩暈」、「中風」等範疇。

〔**診斷**〕

1. 收縮壓等於或高於 21.3 千帕（Kpa），舒張壓等於或高於 12.7 千帕（Kpa）。

2. 常有頭痛、頭暈、頭脹、耳鳴、健忘、失眠、心悸等症狀。

3. 尿液檢查，早期可呈陰性或有少量蛋白和紅細胞。晚期血比重低，有大量蛋白、紅細胞和管型。

〔**取穴**〕（圖 2-15）

1. 心俞：取法見慢性支氣管炎。

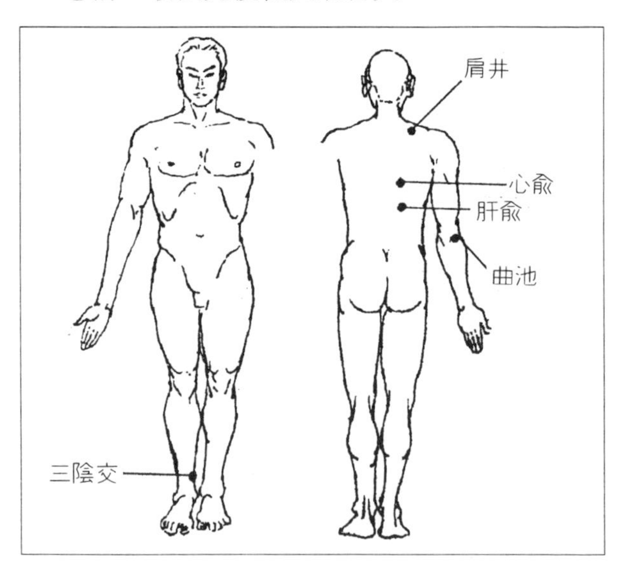

圖 2–15

2. 肝俞：取法見胃、十二指腸潰瘍。

3. 肩井：在大椎與肩峰連線的中心。

4. 曲池：取法見感冒。

5. 三陰交：取法見慢性胃炎。

〔灸法〕

1. 取上述穴位，採用艾炷直接灸法，每穴灸 3～5 壯。

2. 取上述穴位，採用艾條懸空灸法，每穴灸 5～7 分鐘。

3. 取上述穴位，採用艾炷隔麵餅灸法，每穴灸 3～5 壯。

〔說明〕

以上三法，可任選取一種，也可三法交替或穿插使用。每日灸 1～2 次，5 日為一療程。

十六、心動過速

〔概述〕

心動過速包括竇性心動過速、室上性陣發性心動過速和室性陣發性心動過速。竇性心動過速是指成人竇房結衝動形成的速率超過 100 次／分，常在 101～160 次／分之間，竇性心動過速開始和終止時，其心率逐漸增快和減慢。室性陣發性心動過速是一種陣發性快速的整齊的心律，其特徵是突然發作和突然停止；根據異位起搏點的部位，可分為房性、房室交界區性陣發性心動過速。房性和交界區性心動過速有時難以區別，常統稱為室上性心動過速。室性陣發性心動過速不宜艾灸治療，故略。心動過速可歸屬於中醫學「驚悸」、「怔忡」的範疇。

〔**診斷**〕

1. 常見於無器質性心臟病者，亦見於風濕性心臟病、冠心病、高血壓性心臟病、甲狀腺機能亢進、心肌炎等疾病患者。

2. 突發心悸，伴有胸悶、氣急、頭暈、噁心等。發作時心率規則而快速，每分鐘 160～220 次，持續時間不定，可突然終止，恢復正常心率。

3. 心電圖特徵明顯。

〔**取穴**〕（圖 2-16）

1. 心俞：取法見慢性支氣管炎。

2. 膻中：在兩乳連線的中點處。

3. 內關：取法見急性胃炎。

〔**灸法**〕

1. 取心俞穴，採用艾炷直接灸法，灸 3～5 壯，或採用艾條懸空灸法，灸 5～7 分鐘。

2. 取膻中穴，採用艾炷隔麵餅灸法，灸 3～5 壯，或採用艾條懸空灸法，灸 5～7 分鐘。

3. 取內關穴，採用艾炷直接灸法灸 3～5 壯，或採用艾條懸空灸法，灸 5～7 分鐘或採用溫針灸法，留針 5～10 分鐘。

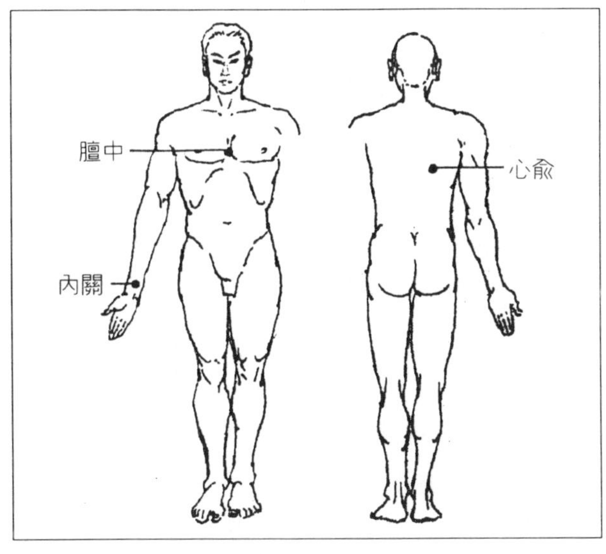

圖 2－16

〔說明〕

按照以上三法，每日灸 1～2 次，5 日為一個療程。

十七、冠心病

〔概述〕

冠狀動脈粥樣硬化性心臟病簡稱為冠心病，是指冠狀動脈因發生粥樣硬化或痙攣，使管腔狹窄或閉塞導致心肌缺血缺氧而引起的心臟病。是中、老年人心血管疾病中最常見的一種。

其主要臨床表現為心絞痛、心肌損害、心律不齊、心力衰竭、心臟擴大等。現代醫學認為，體內脂質代謝調節紊亂和血管壁正常結構的破壞，是發生動脈粥樣硬化的主要原因。冠心病的心絞痛、心肌梗塞可歸屬中醫學的「胸痺」、「真心痛」範疇。艾灸僅限於治療「心絞痛」。

〔診斷〕

1. 多有嚴重而持久的胸痛病史。多發於 40 歲以上的成年人，男多於女。

2. 胸骨後或心前區突然劇烈絞痛或壓迫感，疼痛可放射到左肩、左臂、左頸部等。

3. 持續疼痛時間一般 3～5 分鐘，很少超過 10 分鐘，休息或口含硝酸甘油後能緩解。

4. 常因勞累、情緒激動、飽食、受寒等因素而誘發。

5. 發作時心電圖可有心肌缺血表現，不發作時，心電圖運動試驗可呈陽性。

〔取穴〕（圖 2-17）

1. 心俞：取法見慢性支氣管炎。

2. 厥陰俞：在第 4 胸椎棘突下旁開 1.5 寸處。

3. 膻中：取法見心動過速。

4. 巨闕：在鳩尾下 1 寸，當臍上 6 寸處。

5. 內關：取法見急性胃炎。

6. 郄門：在大陵穴上 5 寸的臂內中央兩筋處。

7. 通里：在腕後橫紋上 1 寸處，當大筋之外側處。

〔灸法〕

1. 取上述穴位，採用艾炷直接灸法，每穴灸 3～5

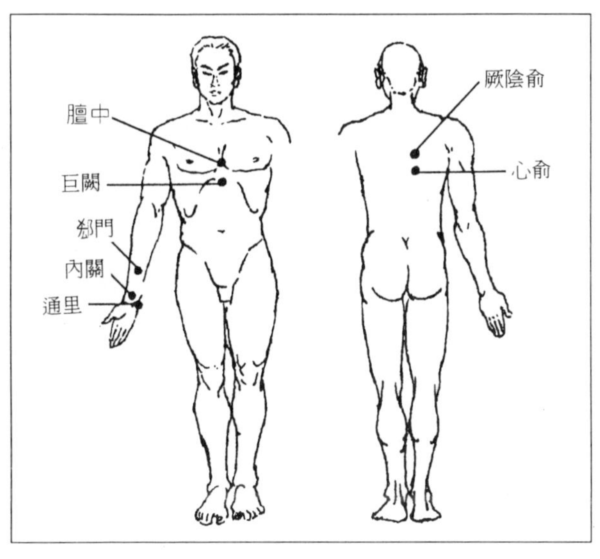

圖 2–17

壯。

2. 取上述穴位，採用艾條懸空灸法，每穴灸 5～7 分鐘。

3. 取上述穴位，採用隔麵餅灸法，每穴灸 3～5 壯。

〔說明〕

以上三法可任意選取其一種，也可三種交替或穿插使用。每日灸 1～2 次。凡兩側穴位者每次可任選其一側穴位，兩側穴位可交替灸之。每連灸 5 日為一療程。

十八、心臟神經官能症

〔**概述**〕

心臟神經官能症是神經官能症的一種特殊類型，以心血管系統功能失常為主要表現，一般並無器質性心臟病證據，但可與器質性心臟病同時存在。多發生在青年和壯年，以 20～40 歲為最多，女性略多於男性。其主要臨床表現為心悸、心前區疼痛、呼吸不暢、全身乏力、眩暈、失眠、四肢發緊、多汗、噁心、手顫等。本病為大腦皮層興奮與抑制功能失調，皮層下植物神經功能紊亂，致交感神經和副交感神經功能失調，從而引起心血管功能失調而產生。屬於中醫學「心悸」、「鬱證」的範疇。

〔**診斷**〕

1. 多發於體力勞動過少的青壯年，以女性為多。

2. 以心悸、氣短或過度換氣，心前區痛為主要表現。

3. 同時伴有疲乏、頭暈、多汗、失眠、焦慮和梅核氣等全身神經官能症的表現。

4. 體檢無器質性心臟病證據。

5. 本病應與甲狀腺機能亢進、冠狀動脈硬化性心臟病等相鑑別。

〔**取穴**〕（圖 2-18）

1. 心俞：取法見慢性支氣管炎。

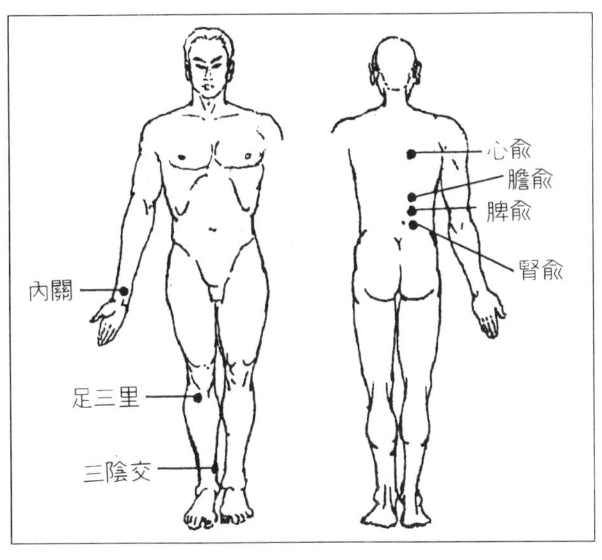

圖 2–18

2. 膽俞：取法見病毒性肝炎。

3. 脾俞：取法見胃下垂。

4. 腎俞：在第 2 腰椎棘突下旁開 1.5 寸處。

5. 內關：取法見急性胃炎。

6. 足三里：取法見支氣管哮喘。

7. 三陰交：取法見慢性胃炎。

〔灸法〕

1. 取上述穴位，採用艾炷直接灸法，每穴灸 3～5 壯。

2. 取上述穴位，採用艾條懸空灸法，每穴灸 5～7 分鐘。

3. 取上述穴位，採用隔黃土灸法或隔麵餅灸法，每穴灸 3~5 壯。

〔說明〕

以上四法可任選其一種，也可幾法交替進行。每日灸 1~2 次，每次取一側穴位，兩側穴位交替灸之，5 日為一療程。

十九、腦血栓形成

〔概述〕

腦血栓形成是指在腦動脈內膜病變基礎上形成血栓，為急性腦血管疾病之一。多在中年以後發病，是引起老年人死亡、殘廢的重要原因之一。臨床表現以偏癱、失語或輕度意識障礙為特徵。其主要原因是動脈硬化和高血壓所引起。本病屬於中醫學的「中風」範疇。艾灸僅限於對腦血栓形成後遺症的治療。

〔診斷〕

1. 常在安靜或睡眠狀態下發病，起病較緩慢。
2. 意識清醒或輕度意識障礙，多見偏癱、失語等。
3. 有動脈硬化，高血壓病史。

〔取穴〕（圖 2-19）

1. 風門：取法見感冒。
2. 心俞：取法見慢性支氣管炎。
3. 肝俞：取法見胃、十二指腸潰瘍。
4. 腎俞：取法見心臟神經官能症。
5. 曲池：取法見感冒。

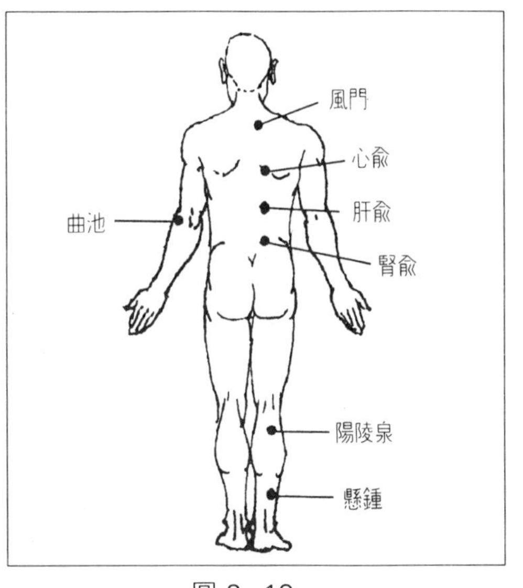

圖 2–19

6. 陽陵泉：在腓骨小頭前下方凹陷中。

7. 懸鍾：外踝直上 3 寸處。

〔**灸法**〕

1. 取風門、心俞、曲池、懸鍾穴，採用艾炷直接灸法，每穴灸 3～5 壯，或採用艾條懸空灸法，每穴灸 5～7 分鐘。

2. 取肝俞、腎俞、陽陵泉穴，採用艾炷直接灸法，每穴灸 3～5 壯，或採用艾條懸空灸法，每穴灸 5～7 分鐘。

〔**說明**〕

灸法之一，用於早上；灸法之二，用於晚上。另一側穴位，用於第二天。照此每日早、晚各灸 1 次，每次

1 組穴位，10 日一療程，休息 3 天，再進行下一療程。

二十、腎盂腎炎

〔**概述**〕

腎盂腎炎是一側或兩側腎盂和腎實質受非特異性細菌直接侵襲而引起的最常見的泌尿系統感染。其主要臨床表現為發熱、腰痛、尿頻、尿急、尿痛等。根據發病情況分為急性和慢性兩種，急性經徹底治療，一般能夠根治，病程 6 個月以上的為慢性腎盂腎炎，有的沒有明顯急性期，發現即為慢性，其症狀輕微或不典型。本病屬於中醫學「淋證」、「腰痛」的範疇。

〔**診斷**〕

1. 發病突然，畏寒或寒顫、高熱，多見於女性。
2. 腰痛、尿頻、尿急、尿痛，可見肉眼血尿。
3. 腎區有扣擊痛。
4. 白細胞總數及中性粒細胞增多。
5. 尿鏡檢查白細胞、紅細胞增多，偶見少數顆粒管型。尿細菌培養陽性。

〔**取穴**〕（圖 2-20）

1. 腎俞：取法見心臟神經官能症。
2. 膀胱俞：在第二骶椎棘突下旁開 1.5 寸處。
3. 中極：在肚臍直下 4 寸處。
4. 足三里：取法見支氣管哮喘。
5. 三陰交：取法見慢性肝炎。

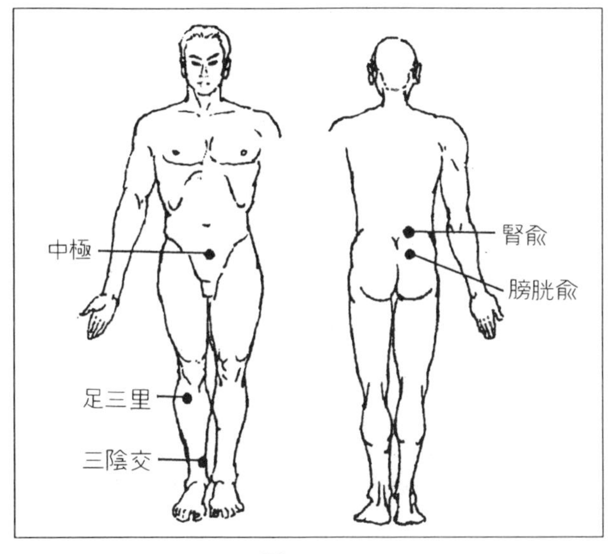

圖 2–20

〔灸法〕

1. 取上述穴位，採用艾炷直接灸法或艾炷隔麵餅灸法，每穴灸 3～5 壯。

2. 取上述穴位，採用艾條懸空灸法，每穴灸 5～7 分鐘。

〔說明〕

以上兩法，可任取一法，也可交替使用。每日灸 1～2 次。5 日為一療程。

二十一、膀胱炎

〔概述〕

膀胱炎是指一般細菌感染引起的膀胱炎症，不包括結核菌等特殊感染。本病為常見的泌尿系統疾病，多見於女性，可發生任何年齡。分為急性、慢性兩種。急性膀胱炎發病急，以尿頻、尿急、尿痛為主症；慢性膀胱炎以夜間排尿次數明顯增多為特徵。膀胱炎可歸屬於中醫學的「淋證」範疇。中醫學認為，其病因病機為溫熱下注膀胱或脾腎虧虛，邪戀不去。

〔**診斷**〕

1. 急性膀胱炎有尿頻、尿急、尿痛、膀胱刺激症狀，每次尿量少，排尿後不久又有尿意，不能自主控制，排尿時小腹及尿道疼痛，灼熱。起病急常伴有低熱、無高熱、寒顫、咽痛、腰痛等。尿色深黃或紅或尿出結石，或尿如米膏。

2. 慢性膀胱炎，膀胱刺激症狀不明顯，但夜尿次數明顯增多，尿量少。

〔**取穴**〕（圖 2-21）

1. 脾俞：取法見胃下垂。

2. 腎俞：取法見心臟神經官能症。

3. 膀胱俞：取法見腎盂腎炎。

4. 氣海：取法見胃下垂。

5. 水道：在關元穴旁 2 寸處。

6. 陰陵泉：取法見病毒性肝炎。

〔**灸法**〕

1. 取上述穴位，採用艾炷直接灸法，每穴灸 3～5 壯。

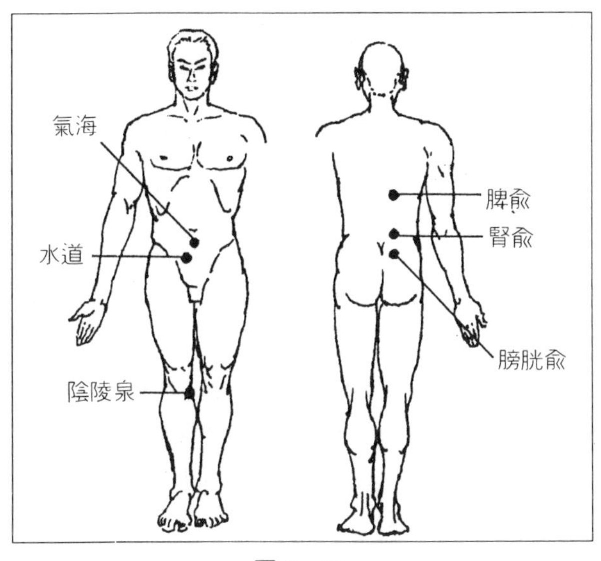

圖 2–21

2. 取上述穴位，採用艾條懸空灸法，每穴灸 5～7 分鐘。

3. 取上述穴位，採用艾炷隔蔥灸法，每穴灸 5～7 壯。

〔說明〕

以上三法可任選其一種，幾法也可交替使用。除氣海外，每次灸其一側穴位，兩側穴位交替進行。每日灸 1～2 次。5 日一個療程。

二十二、陽痿

〔概述〕

陽痿是男性性功能障礙之一，是指成年男子陰莖不能勃起或勃起不堅，不能進行正常性生活的一種病症。少數陽痿是由器質性病變引起，例如，生殖器損傷及睪丸疾病等；絕大多數是由神經功能、精神、心理因素、不良嗜好及疾病等所致，如神經衰弱、手淫、房事過度、生殖腺機能不全等。中醫學認為，本病是因腎氣虧耗命門火衰。

〔**診斷**〕

1. 病史中有房事過多，性交延長或手淫過度以及情緒波動，腦力勞動過度，恐懼驚嚇等因素。

2. 凡男子青壯年時期，性交時勃起障礙，不性交時勃起正常，是大腦皮質性機能紊亂的特點。若完全無勃起，無射精，性慾下降，為脊髓性中樞機能的紊亂。

〔**取穴**〕（圖 2-22）

1. 腎俞：取法見心臟神經官能症。

2. 命門：在第 2 腰椎棘突下。

3. 關元：在肚臍直下 3 寸處。

4. 中極：在肚臍直下 4 寸處。

5. 神門：在掌後豆骨與尺骨相接處大筋外側轉手陷中。

6. 三陰交：取法見慢性胃炎。

〔**灸法**〕

1. 取上述穴位，採用艾炷直接灸法，每穴灸 3～5 壯。

2. 取上述穴位，採用艾條懸空灸法，每穴灸 5～7

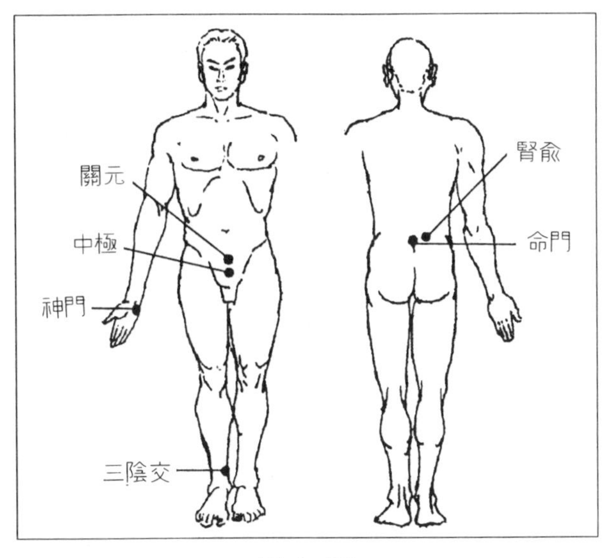

圖 2-22

分鐘。

3. 取上述穴位，採用艾炷隔附子餅灸法，每穴灸5～7壯。

〔說明〕

以上三法可任選其一種，也可三法交替使用。每日灸1～2次，7日為一療程，休息3日後，再進行下一療程。

二十三、瘧疾

〔概述〕

瘧疾又名「打擺子」，是由蚊子傳播的一種傳染病，是由於瘧原蟲寄生在人體網狀內皮系統及血液所引起的。發病急，寒顫、高燒、劇烈頭痛，至大汗後燒退，呈周期性發作，有時可伴有全身痛、噁心、嘔吐等症狀。臨床根據瘧原蟲的種類不同而分為間日瘧、惡性瘧、三日瘧及卵形瘧。多見於夏、秋季。本病屬於中醫學的「瘧病」範疇。

〔**診斷**〕

1. 有典型的寒顫、高熱、出汗，每隔 1～2 天按時發作。

2. 瘧疾發作時神昏譫語，四肢抽搐或嘔吐腹瀉，腹中絞痛。

3. 久瘧不已，左脇下可觸及較大腫塊者（為脾腫大），稱為瘧母。重者出現脾功能亢進、貧血、口唇疱疹等症狀。

4. 血液檢查大單核細胞增高，血液塗片找到瘧原蟲。

〔**取穴**〕（圖 2-23）

1. 大椎：取法見感冒。

2. 至陽：在第 7、8 胸椎棘突間陷中。

3. 間使：在掌後橫紋大陵穴上 3 寸，兩筋間。

〔**灸法**〕

1. 取上述穴位，採用艾炷直接灸法，每穴灸 3～5 壯。

2. 取上述穴位，採用艾條懸空灸法，每穴灸 5～7 分鐘。

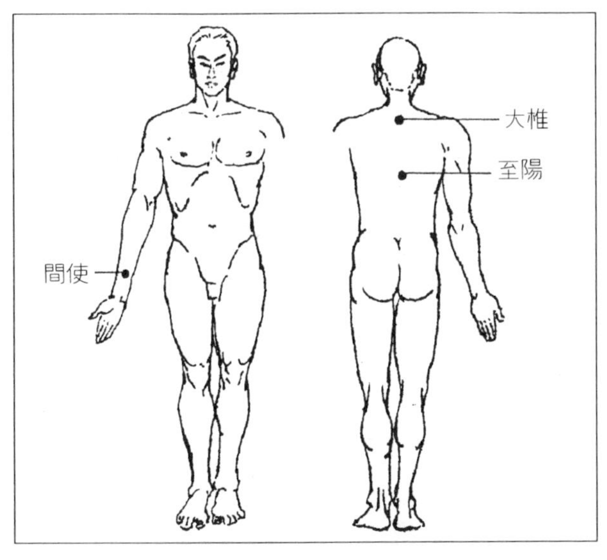

圖 2-23

3. 取上述穴位，採用艾炷隔蒜灸法，每穴灸 5～7 壯。

〔說明〕

以上三法，可任意選取一種，也可三法交替使用。每日灸 1～2 次，7 日為一療程。

二十四、流行性腮腺炎

〔概述〕

流行性腮腺炎，是由流行性腮腺炎病毒所致的急性呼吸道傳染病，以發熱、耳下腮腺非化膿性腫脹、疼痛為特徵。一年四季均可發病，以冬春季節易於流行，學齡兒童發病率高。

〔診斷〕

1. 發病前有與腮腺炎患者接觸史。

2. 典型症狀是一側或兩側耳下部腫大，張口及咀嚼時疼痛加劇。

3. 70%以上病人血清澱粉酶升高，白細胞總數正常或稍低，淋巴細胞相對增多。

4. 抗菌藥物治療無效。

〔取穴〕（圖 2-24）

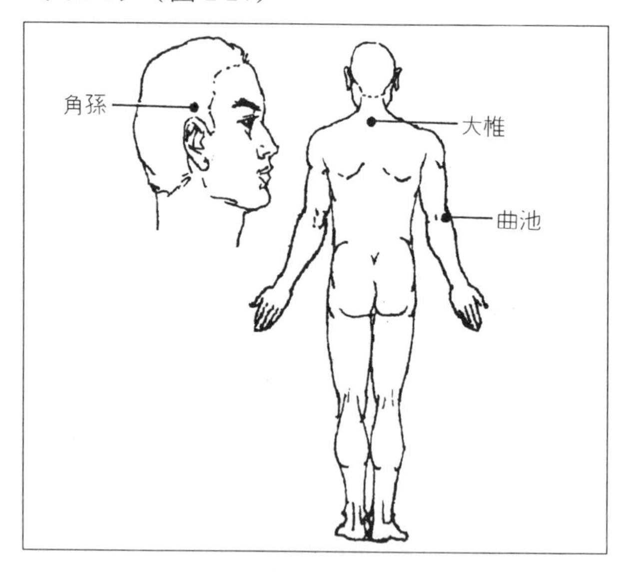

圖 2－24

1. 大椎：取法見感冒。

2. 曲池：取法見感冒。

3. 角孫：在耳尖正上方入髮際處。

〔灸法〕

1. 取大椎、曲池穴，採用艾炷直接灸法或隔麵餅灸法，每穴灸3～5壯，或採用艾條懸空灸法，每穴灸5～7分鐘。

2. 取角孫穴，用燈蕊草1根，蘸麻油點燃後對準穴位快速點灸即起，灸時聽到一響聲即可。

〔說明〕

照上述方法，每日灸1～2次。3日為一療程。

二十五、偏頭痛

〔概述〕

偏頭痛是最常見的一種頭痛病。表現為反覆發作的額、顳、眼眶部局限於一側的疼痛。疼痛常表現為劇烈的跳動、鑽痛、脹裂痛，可持續數小時至數天。發作前多有嗜睡、精神不振、視力模糊、畏光或肢體感覺異常等先兆症狀；發作時多有噁心、嘔吐、腹脹、腹瀉、多汗、心率加快等伴隨症狀。

導致本病的原因很多，但往往與疲勞、情緒緊張、焦慮、急躁、睡眠不佳、月經期等有關。本病屬於中醫學的「頭痛」範疇。

〔診斷〕

1. 有反覆發作的頭痛史，在疲勞、緊張、情緒不穩定、睡眠欠佳、月經期時易發作。

2. 典型偏頭痛發作前有疲乏、呵欠頻作、眼前閃光等先兆。頭痛性質呈搏動性鑽痛、鈍痛或刺痛，部位在額顳部、額眶部或整個頭。不典型頭痛無明顯先兆症狀，可為全頭痛。

3. 頭痛劇烈時常伴噁心、嘔吐。每次發作約數小時或1～2天，常於嘔吐或睡眠後減輕或消失。

〔**取穴**〕（圖 2-25）

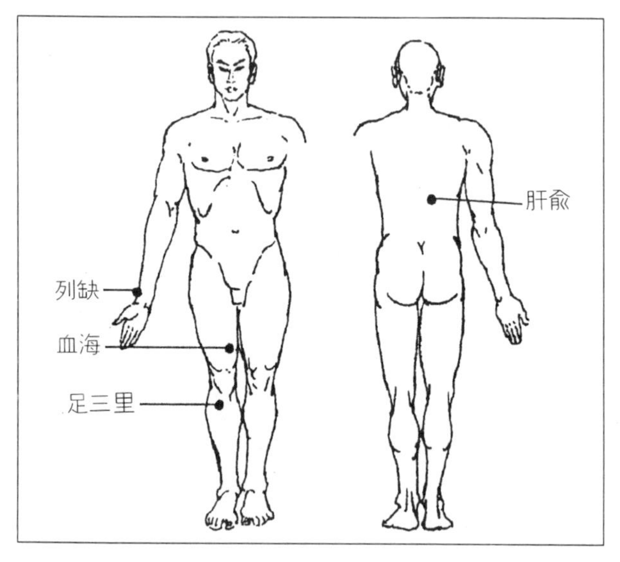

圖 2–25

1. 肝俞：取法見胃、十二指腸潰瘍。

2. 列缺：在橈骨莖突上方，腕橫紋上 1.5 寸處。

3. 血海：在髕骨內上方 2 寸處。

4. 足三里：在外膝眼下 3 寸處。

〔**灸法**〕

1. 取上述穴位，採用艾炷直接灸法，每穴灸 3～5 壯。

2. 取上述穴位，採用艾條懸空灸法，每穴灸 5～7 分鐘。

〔**說明**〕

以上兩法，可任選其一種，每日灸 1～2 次，7 日為一療程。

二十六、神經衰弱

〔**概述**〕

神經衰弱屬於神經官能症的一個類型，是一種常見的慢性疾病。臨床症狀可有失眠、多夢、頭痛、頭昏、記憶力減退、注意力不集中，自控能力減弱、易激動，同時還常伴有心慌氣短、易出汗、食慾不振、情緒低沈、精神萎靡不振，或性情急躁、情緒不穩，病人可訴全身不適、十分痛苦。部分患者還會出現陽痿、遺精、月經不調等。本病多因精神過度緊張、思慮過度、起居失常，致使大腦皮層興奮過程增強和抑制過程減弱而誘發，可歸屬中醫學的「失眠」、「健忘」範疇。

〔**診斷**〕

1. 了解患者的病史及生活、工作情況及症狀是否由於精神因素所導致。

2. 仔細進行體格檢查和有關的實驗室輔助檢查，以排除各種軀體或器質性疾病。

3. 注意與抑鬱症狀和早期精神分裂症相鑑別。

〔**取穴**〕（圖 2-26）

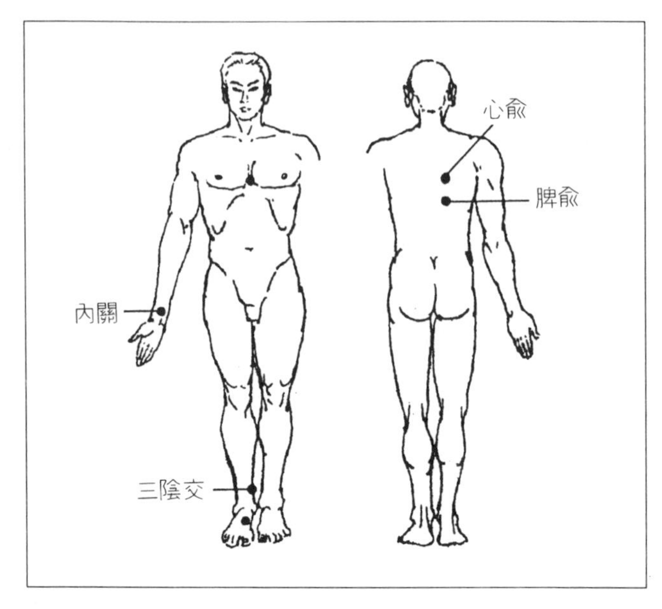

圖 2–26

1. 心俞：取法見慢性支氣管炎。

2. 脾俞：取法見胃下垂。

3. 內關：取法見急性胃炎。

4. 三陰交：取法見慢性胃炎。

〔**灸法**〕

1. 取上述穴位，採用艾炷直接灸法，每穴灸 3～5 壯。

2. 取上述穴位，採用艾條懸空灸法，每穴灸 5～7 分鐘。

〔**說明**〕

以上兩法，可任選取一種，每日灸 1～2 次。5 日為一療程，中間休息2日，再進行下一療程。

二十七、癔症

〔**概述**〕

癔症是一種較常見的神經官能症，多發於青年，女性多於男性。本病多發於神經類型抑制性較弱的人，起病急，呈陣發性發作，患者一般具有喜歡誇張、表現自己、情緒反應較幼稚的特徵，常常因暗示的作用使本病發作、加劇或好轉、消失。

本病症狀多種多樣，但在同一病人身上往往僅有一兩種症狀出現，每次發作形式多相同，症狀可隨精神因素和暗示而波動。常見症狀有大哭大笑、捶胸頓足等。厭食、呃逆、喘息或突然昏倒，全身僵直，但意識不清晰或突然肢體癱瘓，突然失音等為主要表現。本病屬於中醫學「臟躁」、「鬱證」等病證範疇。

〔**診斷**〕

1. 患者平時經常感情用事、喜歡誇張、表現自己、情緒反應幼稚，與年齡、經歷不相稱。

2. 情志不遂、惱怒憂思、突然驚恐、過度欣喜等均可導致發病。

3. 具有感情色彩，誇張、做作、易受暗示、喜歡取得別人的注意和同情。

〔**取穴**〕（圖2-27）

1. 心俞：取法見慢性支氣管炎。

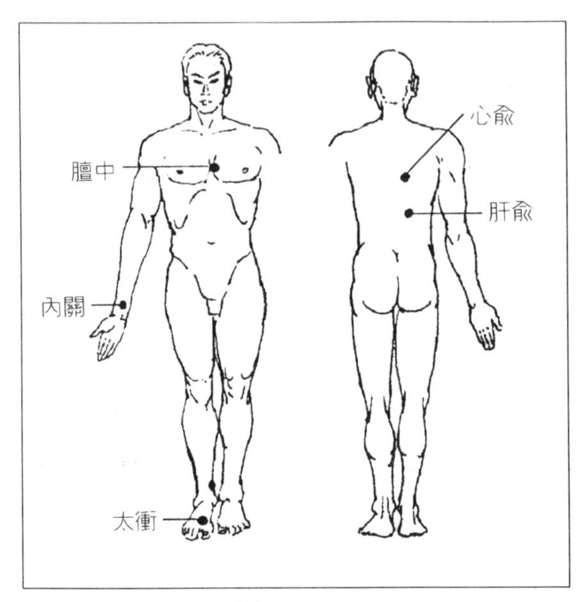

圖 2－27

2. 肝俞：取法見胃、十二指腸潰瘍。

3. 膻中：取法見心動過速。

4. 內關：取法見急性胃炎。

5. 太衝：在足背，第 1、2 跖骨結合部之前凹陷中。

〔灸法〕

1. 取上述穴位，採用艾炷直接灸法，或艾炷隔麵餅灸法。每穴灸 3～5 壯。

2. 取上述穴位，採用艾條懸空灸法，每穴灸 5～7 分鐘。

〔說明〕

以上3法，可任選取一種，也可交替使用，每日灸1～2次。5日為一療程。

二十八、面神經炎

〔**概述**〕

面神經炎是指莖乳突孔內急性非化膿性的面神經炎，引起周圍性面神經麻痺。其臨床表現為病側面部肌肉運動障礙、口眼歪斜等。常在受涼、冷風吹後起病。還有極少數是受面神經周圍疾患的影響或面神經本身的外傷引起的面癱。以受寒引起的面神經炎最為常見。屬於中醫學「口眼喎斜」、「中風」、「面癱」的範疇。

〔**診斷**〕

1. 在受涼、受潮、冷風吹後發病。

2. 晨起發現面部僵硬，面頰動作不靈，額部皺紋消失，眼裂不能閉合，不能皺額、閉目、鼓頰等動作。

3. 本病應與中樞性面神經麻痺相鑑別。後者僅限於顏面下部表情肌，而上部不受影響。雖然下部表現口角歪斜，病側鼻唇溝淺，不能鼓腮露齒，但是上部卻能皺額、蹙眉，閉目動作正常。

4. 本病尚需與急性感染性多發性神經根炎引起的面神經麻痺，以及腮腺、腮腺腫瘤、後顱窩炎症所致的面神經麻痺等相鑑別。

〔**取穴**〕（圖2-28）

1. 太陽：在眉梢與目外眦連線中點外開1寸處凹陷

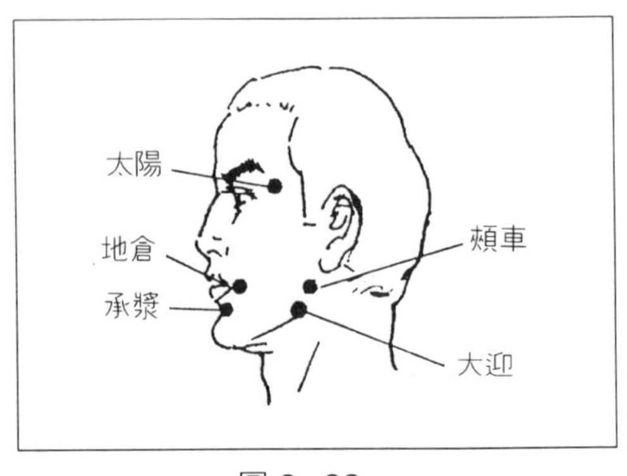

圖 2-28

中。

2. 地倉：在瞳孔直下，與口角平齊處，約口角旁0.4寸處。

3. 頰車：在下頷角前上方1橫指凹陷中。

4. 承漿：在頦唇溝的正中凹陷處。

5. 大迎：在下頷角前下1.3寸凹陷中，當咬肌附著部的前緣。

〔灸法〕

1. 取上述穴位，採用艾條懸空灸法，每穴灸5～7分鐘。

2. 取上述穴位，採用艾炷隔麵餅灸法，每穴灸3～5壯。

〔說明〕

以上兩法，任選其一種，每日灸1～2次。7日為一療程，休息3天，再做下一療程。

二十九、面肌痙攣

〔**概述**〕

面肌痙攣多發於中老年婦女。主要表現為面部肌肉呈陣發性不規則不自主的抽搐。通常局限於眼瞼或頰部、口角，嚴重者可波及整側面部。多單側發病。在精神緊張、煩躁、疲勞、失眠時痙攣加重。中醫學認為風寒之邪乘虛而入、經絡閉阻是其發病的主要因素。屬於中醫學的「顏面抽搐」範疇。

〔**診斷**〕

1. 患側眼裂較健側縮小，鼻唇溝較健側加深。患側面部有笨拙感覺。

2. 眼瞼或頰部、口角、鼻翼或一側面部有痙攣性抽搐。

3. 一般神經系統檢查無陽性體徵。

〔**取穴**〕（圖 2-29）

1. 太陽：取法見面神經炎。

2. 下關：在顴弓下緣，下頜骨前方凹陷中。

3. 合谷：在虎口處，平第 2 掌骨中點。

〔**灸法**〕

1. 取上述穴位，採用艾炷隔麵灸法，每穴灸 5～7 壯。

2. 取上述穴位，採用艾條懸空灸法，每穴灸 5～10 分鐘。

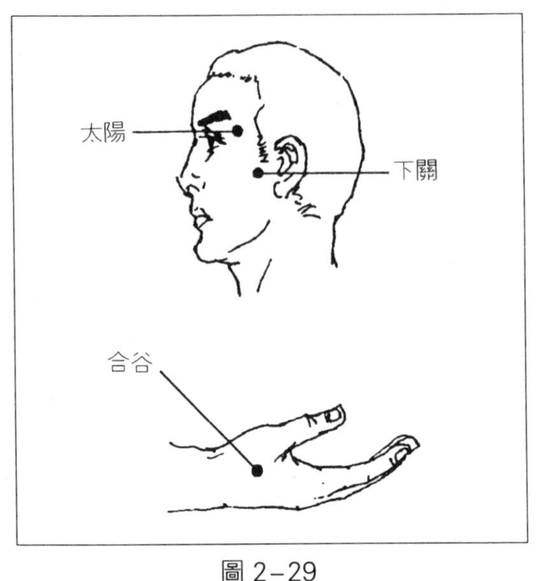

圖 2-29

3. 取上述穴位，採用溫針灸法，每穴留針 5～10 分鐘。

〔說明〕

以上三法，可任選某 1 種，也可三法交替使用。每日灸 1～2 次，7 日為一療程，休息 3 天再進行下一療程。

三十、三叉神經痛

〔概述〕

三叉神經痛是指面部三叉神經分布區內出現陣發性短暫性劇烈疼痛的病症。臨床上以第 2 支、第 3 支發病較多。疼痛呈陣發性閃電樣劇痛，其痛如刀割、針刺、火灼，可伴有病側面頰部肌肉抽搐、流淚、流涕及流涎等現象。發作時間短暫，數秒鐘或數分鐘後即行緩解。間歇期間可無症狀。屬於中醫學「面痛」的範疇。

〔**診斷**〕

1. 疼痛早期易誤診為牙痛。

2. 應與鼻旁竇炎、偏頭痛、下頜關節炎、非典型面神經痛，聽神經瘤等壓迫所引起的症狀性三叉神經痛相鑑別。

3. 三叉神經 1 支或幾支分布範圍內的發作性劇痛，單側居多，發作及恢復均較突然，疼痛因面部動作或觸及面、鼻、口腔前部而誘發。發作時伴有同側面肌抽搐、面部潮紅、流淚、流涎等症狀。

4. 繼發性三叉神經痛發作情況與特徵可與原發性三叉神經痛相似，但發病年齡常較小，多數有神經系統損害的陽性體徵。

〔**取穴**〕（圖 2-30）

1. 下關：取法見面肌痙攣。

2. 太陽：取法見面神經炎。

3. 合谷：取法見感冒。

4. 肝俞：取法見胃、十二指腸潰瘍。

5. 太衝：在足背，第 1、2 跖骨結合部前方凹陷中。

〔**灸法**〕

1. 取下關、太陽穴，採用艾炷隔麵餅灸法，每穴灸 3～5 壯。

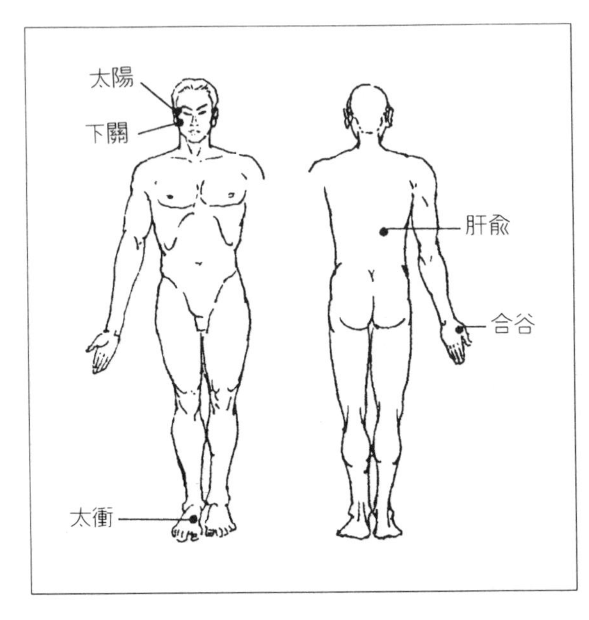

圖 2–30

2. 取合谷、太衝穴，採用溫針灸法，每穴留針 5～10 分鐘。

3. 取肝俞穴，採用艾條懸空灸法，灸 3～7 分鐘。

〔說明〕

照上述方法，每日灸 1～2 次，7 日為一療程，休息 3 日再進行下一療程。

三十一、肋間神經痛

〔概述〕

肋間神經痛是指一支或幾支肋間神經支配區的發作性疼痛。疼痛常因咳嗽、噴嚏或深呼吸所激發，疼痛劇烈，並可沿肋間放散到同側肩部和胸背部、上腹部。檢查時皮膚感覺過敏，相應肋骨脊柱旁、腋中線、胸骨旁有明顯壓痛點。屬中醫學「胸脇痛」範疇。

〔**診斷**〕

1. 沿肋骨部肋間神經分布區的疼痛，相應皮膚區的感覺過敏及骨邊緣的壓痛，並有固定痛點。

2. 原發性肋間神經痛可無明顯全身症狀。繼發性肋間神經痛為明確其原發病，應通過必要的檢查以求確診。

3. 有時可伴帶狀疱疹。

〔**取穴**〕（圖 2-31）

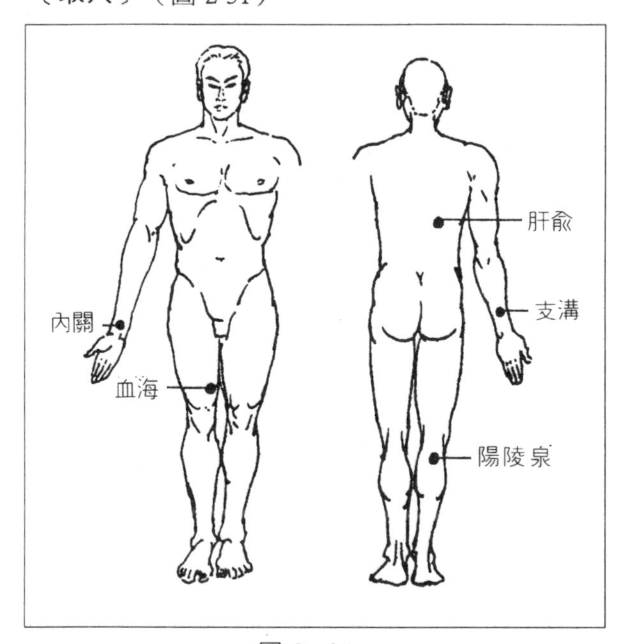

圖 2−31

1. 肝俞：取法見胃、十二指腸潰瘍。

2. 血海：取法見偏頭痛。

3. 陽陵泉：取法見腦血栓形成。

4. 內關：取法見急性胃炎。

5. 支溝：在腕背橫紋上3寸，當橈骨與尺骨之間。

〔灸法〕

1. 取肝俞，採用艾炷直接灸法或艾條灸法，艾炷灸3～5壯；艾條灸5～7分鐘。

2. 取血海、陽陵泉、內關、支溝，採用艾炷隔麵餅灸，或溫針灸、或艾條懸空灸法，每穴艾炷灸灸3～5壯；溫針灸灸7～10分鐘；艾條灸灸5～7分鐘

〔說明〕

照上法，每日灸1～2次，7日為一療程，休息3天再進行下一療程。

三十二、坐骨神經痛

〔概述〕

坐骨神經痛是指在坐骨神經通路及其分布區內發生的疼痛。臨床可分為原發性和繼發性兩類。多有受寒、潮濕或腰骶椎及管內腫瘤、炎症、臀部肌肉注射不當等引起。主要症狀是臀部、大腿後側及足部發生放射性、燒灼樣或針刺樣疼痛，行動時加重。本病屬於中醫學的「痺證」範疇。

〔診斷〕

1. 典型的疼痛分布部位，由腰部沿臀部向大腿後側、小腿後外側遠端放射，彎腰或活動下肢、咳嗽、大便時則加重。疼痛為鈍痛、刺痛或燒灼感，持續性併陣發性加劇。沿坐骨神經分布區有壓痛點，如腰點、髖點、臀點、腓點、踝點、痺點等。

2. 直腿抬高試驗陽性。即令患者平臥先將患肢膝關節伸直後，再將下肢慢慢抬高，患肢後側發生同主訴症狀相似的疼痛。

〔**取穴**〕（圖 2-32）

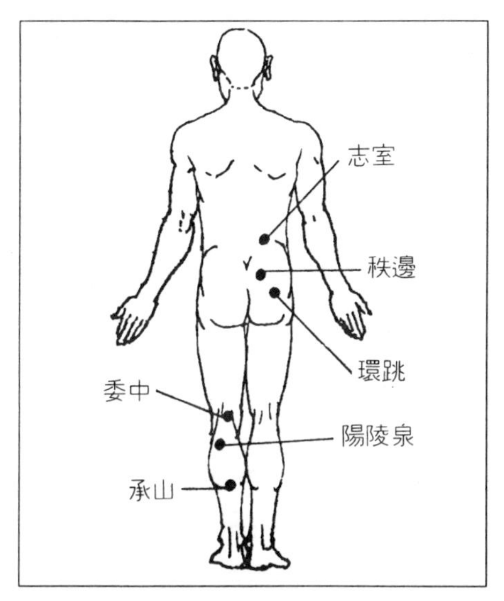

圖 2－32

1. 志室：在第 2 腰椎棘突下，旁開 3 寸處。

2. 秩邊：在第 4 腰椎棘突下，旁開 3 寸處。

3. 環跳：在臀部，大腿外側凹陷中。

4. 陽陵泉：取法見腦血栓形成。

5. 委中：在膕窩橫紋中央，兩筋之間。

6. 承山：在腓腸肌兩肌腹之間，用力伸小腿時，在人字紋凹陷中。

〔灸法〕

1. 取上述穴位，採用艾炷直接灸法，每穴灸 3～5 壯。

2. 取上述穴位，採用艾條懸空灸法，每穴灸 5～7 分鐘。

3. 取上述穴位，採用溫針灸法，每穴留針 5～10 分鐘。

〔說明〕

以上三法，可任選取 1 法，也可交替使用。每日 1～2 次，7 日為一療程，休息 3 日再進行下一療程。

三十三、末梢神經炎

〔概述〕

末梢神經炎是對稱性的肢體遠端的感覺障礙，弛緩性癱和營養機能障礙。多係感染及變態反應；藥物、化學品及重金屬類中毒；營養缺乏及代謝障礙；遺傳因素及其他原因。

其主要症狀為四肢遠端麻木、刺痛、冷感、過敏、灼熱、蟻走感等，感覺減退或消失呈手套和短襪型；並會出現手足小肌肉萎縮，手足下垂，肌力減退，反射減弱或消失等。部分病人皮膚光滑、菲薄或乾燥、無汗或多汗，此屬營養神經功能障礙。本病屬於中醫學的「痿證」、「痺證」範疇。

〔**診斷**〕

1. 有全身性疾病、代謝障礙、化學物品接觸或服用呋喃類、異菸肼、磺胺類、苯妥英鈉、氯喹等藥物史。

2. 四肢遠端有明顯乏力與動運障礙。

3. 四肢腱反射減弱或消失。

4. 手套、短襪樣感覺障礙或四肢遠端呈對稱性感覺障礙或麻木刺痛。

5. 植物神經功能障礙、皮膚粗糙、浮腫、脫屑、發冷、多汗或無汗。

6. 或見手足小肌肉萎縮。

〔**取穴**〕（圖 2-33）

1. 尺澤：取法見急性支氣管炎。

2. 曲池：取法見感冒。

3. 外關：取法見感冒。

4. 委中：取法見坐骨神經痛。

5. 足三里：取法見支氣管哮喘。

6. 身柱：在第 3 胸椎棘突下。

7. 命門：取法見陽痿。

〔**灸法**〕

1. 取上述穴位，採用艾炷直接灸法，每穴灸 3～5

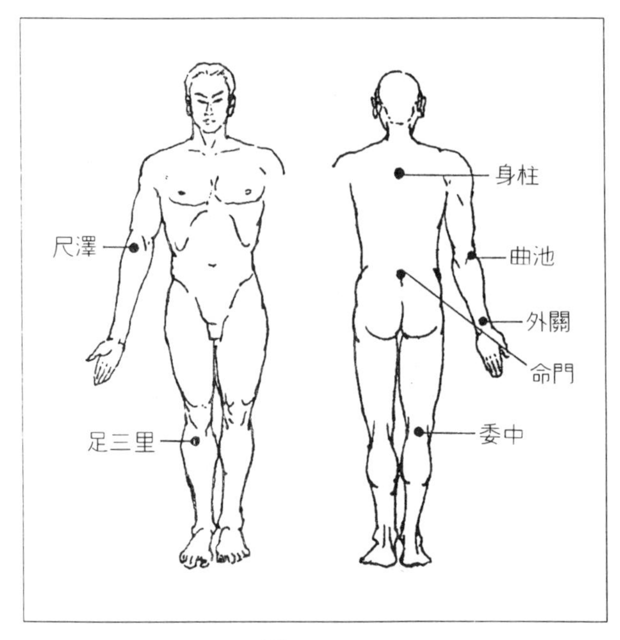

圖 2–33

壯。

2. 取上述穴位，採用艾條懸空灸法，每穴灸 5～7 分鐘。

3. 取上述穴位，採用溫針灸法，每穴灸 5～10 分鐘。

〔**說明**〕

以上三法，可任選其一種，也可交替使用。每日灸 1～2 次，除身柱、命門穴外，每次可 1 側穴位，兩側穴位交替進行。7 日為一療程，休息 3 天後再進行下一療程。

第二節　外科疾病

一、急性乳腺炎

〔概述〕

急性乳腺炎是指乳腺急性化膿性炎症。哺乳期婦女發病率高，常見於產後 3～4 週的初產婦。多因乳汁瘀積或乳頭裂傷，繼發細菌感染所致。

主要表現為患側乳房脹痛或搏動性疼痛，並可出現全身反應，如伴有發熱、怕冷、食慾減退，乳房局部皮膚發紅、發燙，並可摸到腫塊，有明顯壓痛。本病屬於中醫學的「乳癰」的範疇。

〔診斷〕

1. 有典型的乳房炎症表現。病程早期：有畏寒、發熱等全身症狀，繼而乳腺腫脹疼痛，發現界限不清的腫塊，伴有明顯觸痛，表現微紅。蜂窩組織炎期：有寒顫、高熱、乳腺疼痛加劇、表面紅腫、發熱、有波動感。膿腫形成期：局部形成膿腫，表淺的膿腫波動明顯。

2. 膿腫形成局部穿刺可抽出膿液。

3. 白細胞及中性白細胞計數明顯升高。

〔取穴〕（圖 2-34）

1. 阿是穴：患乳局部。

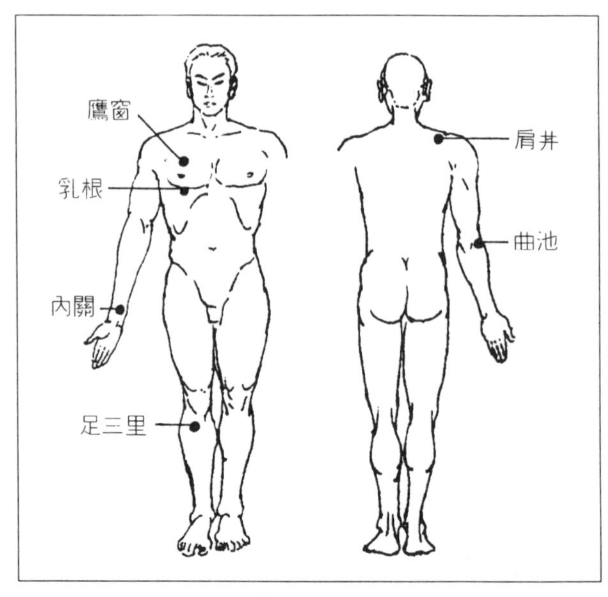

圖 2–34

2. 乳根：乳頭直下，位於第 5 肋間隙前正中線旁開 4 寸處。

3. 肩井：在大椎穴與肩峰連線的中點處。

4. 膺窗：在第 3 肋間隙，前正中線旁開 4 寸處。

5. 內關：取法見急性胃炎。

6. 曲池：取法見感冒。

7. 足三里：取法見支氣管哮喘。

〔**灸法**〕

1. 取阿是穴，採用艾炷隔碗灸法或隔蔥灸法或隔蒜灸法，或隔附子餅灸法。隔碗灸法，每次灸至碗內流水氣，疼痛減輕時為度；其他灸法，每次灸 7～10 壯。

2. 取乳根、肩井、膺窗、內關、曲池、足三里，採用艾炷直接灸法或艾條懸空灸法，每穴灸艾炷 5～7 壯或灸艾條 7～10 分鐘。

〔說明〕

照上述方法，每日灸上述所取穴位 1～2 次，5 日為一療程。本病若到了成膿期、晚期應配合拔罐，及時將膿抽拔乾淨。

二、肋軟骨炎

〔概述〕

肋軟骨炎是一種肋軟骨慢性非特異性炎症，又稱台傑病。常見於青壯年，尤其多見於 20 歲左右的女性。主要症狀是胸前單側或雙側乳房上方相當於第 2～4 肋軟骨的部位隆起，隱痛或刺痛，有明顯壓痛，深呼吸、舉臂活動，勞累後疼痛加劇，但一般不影響正常勞動或日常工作。本病屬於中醫學「胸中痛」、「胸骨傷」、「胸肋骨痺」等範疇。

〔診斷〕

1. 本病多見於青壯年女性，可在第 2～10 肋近胸骨之肋軟骨發病，兩側均可發生。

2. 胸骨與肋軟骨交界處疼痛腫脹，質地堅硬，有壓痛，皮色不變，不化膿等。嚴重者屏氣不能舉臂。

3. 隆起局部有壓痛。X 光及化驗無異常所見，後期在 X 光上出現鈣化陰影。

4. 全身性無症狀。

〔**取穴**〕（圖 2-35）

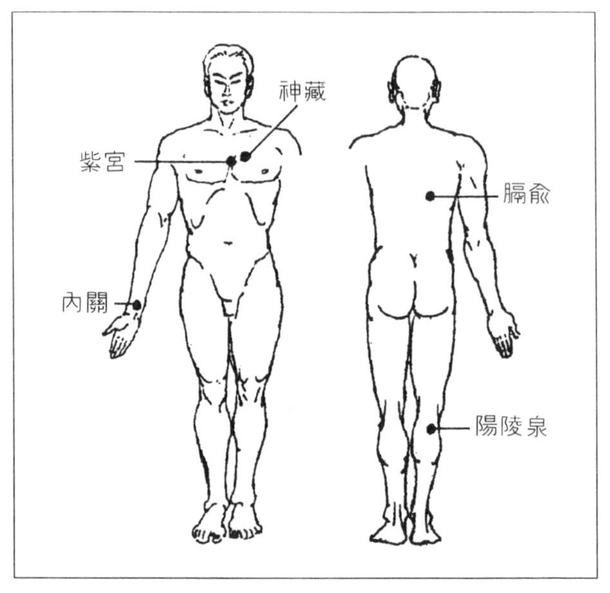

圖 2－35

1. 阿是穴：患處痛點。

2. 神藏：在第 2 肋間隙，前正中線旁開 2 寸處。

3. 紫宮：在前正線，平第 2 肋間隙處。

4. 膈俞：在第 7 胸椎刺突下旁開 1.5 寸處。

5. 內關：取法見急性胃炎。

6. 陽陵泉：取法見腦血栓形成。

〔**灸法**〕

1. 取阿是穴，採用艾炷隔蔥灸法，每次灸 7～10 壯。

2. 取神藏、紫宮、膈俞、內關、陽陵泉，採用艾炷隔麵餅灸法或直接灸法或艾條懸空灸法，每穴艾炷灸灸 5～10 壯或艾條灸灸 7～10 分鐘。

〔**說明**〕

照上述方法，每日灸上述穴位 1～2 次。5 日為一療程，休息 3 日，再進行下一療程。

三、肱骨外上髁炎

〔**概述**〕

肱骨外上髁炎，俗稱「網球肘」，是肱骨外上髁部伸肌群起始處損傷或慢性勞損引起的疾病。臨床表現為肱骨外上髁部局限性疼痛，腕和前臂旋轉功能障礙。本病屬於中醫學的「肘痛」範疇。

〔**診斷**〕

1. 一般好發於前臂勞動強度大的工種，絕大多數為中老年人。

2. 肘部檢查時發現肱骨外上髁、橈骨小頭，環狀韌帶以及肱橈關節間隙處有明顯的壓痛。前臂用力伸展，旋轉時加重，如握拳、擰毛巾時痛甚。

3. 急性期局部有時腫脹，肱骨外上髁有明顯壓痛。

4. X 光檢查大多陰性。偶有骨膜不規則及密度增高。

〔**取穴**〕（圖 2-36）

1. 阿是穴：患處痛點。

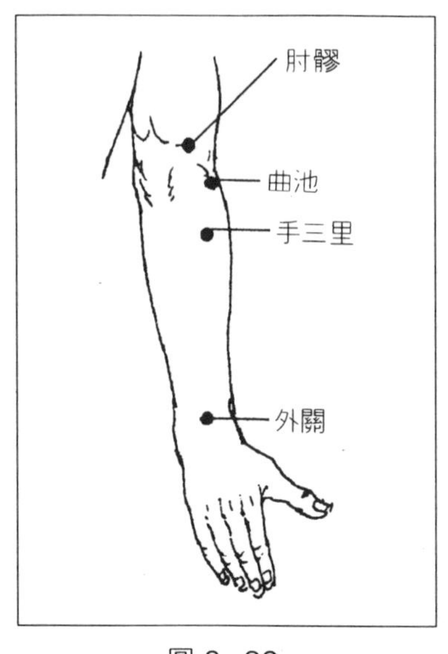

圖 2-36

2. 肘髎：在曲池穴外上方1寸，肱骨邊緣。

3. 曲池：取法見感冒。

4. 手三里：在曲池下2寸處。

5. 外關：取法見感冒。

〔**灸法**〕

1. 取阿是穴，採用艾炷隔蔥灸法，每次灸8～10壯。

2. 取肘髎、曲池、手三里、外關穴，採用艾炷直接灸法或艾條懸空灸法，每穴艾炷灸灸5～10壯或艾條灸灸10～15分鐘。

〔**說明**〕

照上述灸法，每日灸上述穴位1～2次。5日為一療程，休息 3 日，再進行下一療程。

四、肩關節周圍炎

〔**概述**〕

肩關節周圍炎是關節囊和關節周圍軟組織的一種退行性、炎症性疾病，以 50 歲左右的女性多見，故有「五十肩」之稱。臨床主要表現一側肩痛和肩關節活動受限，也可為雙側發病。本病屬於中醫學的「漏肩風」。中醫學認為其病因病機為血虛不能養筋、復感風寒濕邪，凝滯經絡，或外傷、血淤凝滯不通所致。

〔**診斷**〕

1. 多見於中老年人，有外傷、慢性勞損史及肩部受寒史，發病緩慢。

2. 肩痛，肩關節功能障礙。

3. 局部壓痛點在肩峰下滑囊、肱二頭肌腱長頭、喙突、岡上肌附著點等處，亦常見局部廣泛壓痛而無局限性壓痛點。晚期可呈僵硬狀態，並可見肩部肌肉萎縮，尤以三角肌最明顯。

4. X 光檢查可見有廣泛性骨質疏鬆現象。

〔**取穴**〕（圖 2-37）

1. 阿是穴：肩關節痛點。

2. 肩貞：在肩關節後下方，腋後紋頭上 1 寸處。

3. 肩髃：在三角肌上部肩峰與肱骨結節間。

4. 肩井：取法見高血壓病。

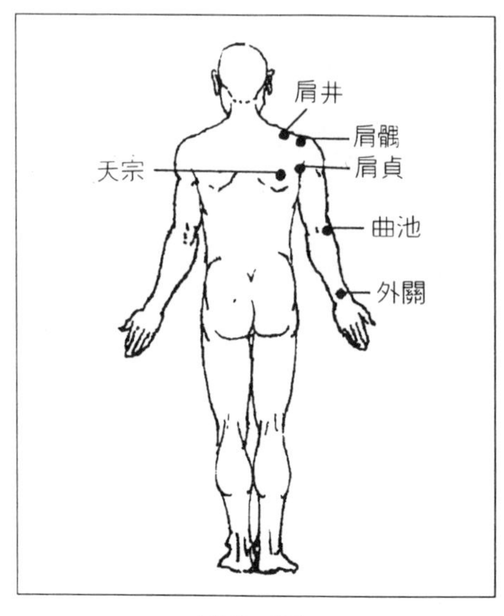

圖 2-37

5. 天宗：在肩胛骨岡下窩的中央。

6. 曲池：取法見感冒。

7. 外關：取法見感冒。

〔**灸法**〕

1. 取阿是穴，採用艾火針襯墊灸法灸阿是穴即取乾薑片 15 克煎汁 300 毫升，與麵粉調成稀漿糊，塗在 5～6 層乾淨白棉布上，製成硬襯，將襯墊放在阿是穴上，將藥物艾條點燃，待燃旺後，緊按在襯墊上約 5 秒鐘左右，每燃按 5 次。此法是太乙神針與隔薑灸兩法的綜合運用，屬於複合灸法。

2. 取肩貞、肩髃、肩井、天宗、曲池、外關穴，採用艾炷直接灸法或艾條懸空灸法，每穴艾炷灸 5～6

壯或艾條灸 7～10 分鐘。

〔**說明**〕

照上述方法，每日灸上述穴位 1～2 次。7 日為一療程，休息 3 日，再進行下一療程。

五、頸肩肌筋膜炎

〔**概述**〕

頸肩肌筋膜炎俗稱頸肩痛。多與鏈球菌感染或寄生蟲感染及頸肩部感受風寒、慢性勞損等因素有關。其臨床主要表現為頸肩部疼痛，活動受限。屬於中醫學「頸項痛」、「肩背痛」的範疇。

〔**診斷**〕

1. 一側或雙側頸肩部疼痛或麻木，活動受限。常因頸肩部過勞或受寒而誘發或加劇。

2. 可有鏈球菌感染史或頸肩部慢性勞損史。

3. 檢查時局部有壓痛，頸肩部肌肉輕度萎縮；有時可觸到肌膜結節，重壓有酸痛感。

〔**取穴**〕（圖 2-38）

1. 阿是穴：患處痛點。

2. 百勞：在大椎穴直上 2 寸，旁開各 1 寸處。

3. 風門：取法見感冒。

4. 秉風：在天宗穴直上方，肩胛岡上窩中央的凹陷處。

5. 天宗：取法見肩關節周圍炎。

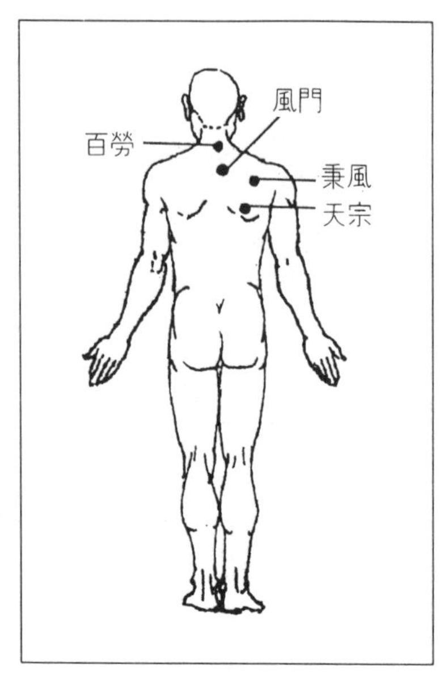

圖 2–38

〔**灸法**〕

1. 取阿是穴，採用艾炷隔薑灸法，每次灸 10～15 壯。

2. 取百勞、風門、秉風、天宗穴，採用艾炷直接灸法或艾條懸空灸法或溫針灸法，每穴艾炷灸 5～10 壯或艾條灸 7～10 分鐘。

〔**說明**〕

照上述方法，每日灸上述穴位 1～2 次。連灸 7 日為一療程，休息 3 日再進行下一療程。

六、股外側皮神經炎

〔**概述**〕

股外側皮神經炎，又稱感覺異常性股痛。以肥胖中年男性多見，也常見於妊娠婦女。主要表現為大腿前外側的下方 2／3 部位出現蟻行、麻刺等感覺異常，也有出現疼痛者，在行走或站立時加劇。本病病因至今尚未明確，但有人認為是股外側皮神經通過腹溝韌帶或穿出大腿的闊筋膜時受壓所致，也有人認為可能與中毒感染、股部受寒或久臥濕地、姿勢不正的過久站立，妊娠壓迫、腰椎病、盆腔病變及股外傷等因素有關。屬於中醫學「皮痺」「髀痺」的範疇。

〔**診斷**〕

1. 股外側區域感覺異常，觸覺、痛覺減退，但不影響運動功能。

2. 久站後，行走時症狀加重。

〔**取穴**〕（圖 2-39）

1. 髀關：在髂前上棘與髕骨外上緣的連線上，平臀橫紋與承扶穴相對處。

2. 伏兔：在髂前上棘與髕骨外上緣的連線上，距膝髕外上緣上 6 寸處。

3. 血海：取法見偏頭痛。

4. 風市：在大腿外側正中，膕橫紋水平線上 7 寸處。

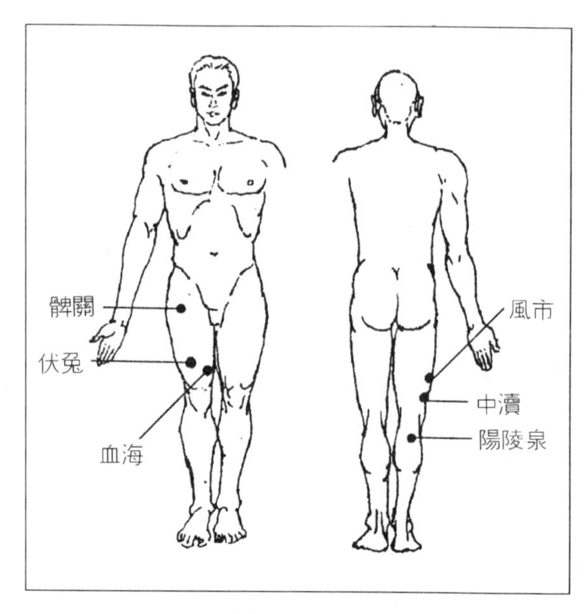

圖 2−39

5. 中瀆：在大腿外側正中，膕橫紋上 5 寸處。

6. 陽陵泉：取法見腦血栓形成。

〔灸法〕

1. 取上述穴位，採用艾炷直接灸法，每穴灸 5～10 壯。

2. 取上述穴位，採用艾條懸空灸法，每穴灸 10～15 分鐘。

3. 取上述穴位，採用艾炷隔胡椒灸法，每穴灸 8～10 壯。

〔說明〕

以上方法可任選其一種，也可交替使用。每日灸

1～2 次。連灸 7 日為一療程，休息 3 日 再進行下一療程。

七、風濕性關節炎

〔概述〕

風濕性關節炎主要病變為全身結締組織的非化膿性炎症。其特點為多發性，以肩、肘、腕、髖、膝、踝等大關節為主，局部有紅、腫、熱、痛等炎症表現及運動功能障礙。屬於中醫學「痺症」的範疇。

〔診斷〕

1. 有風濕熱史或發病前 1～5 週有溶血性鏈球菌感染史。

2. 肢體、關節疼痛、酸楚、痲木。初起發熱，多汗、疲乏，全身不適。繼而關節疼痛固定一處或游走性疼痛。呈對稱性、游走性的大關節炎為典型特徵，局部紅、腫、熱、痛；活動障礙，炎症消退不留，關節強直畸形。

3. 軀幹或四肢近端出現環形紅斑，關節附近有皮下結節。

4. 或同時伴有心悸、氣急，心率增快、心律不齊、心臟雜音。

5. 心電圖提示有心肌炎存在。

6. 白細胞增多，紅細胞沉降率加快，抗「0」增高。

〔**取穴**〕（圖 2-40）

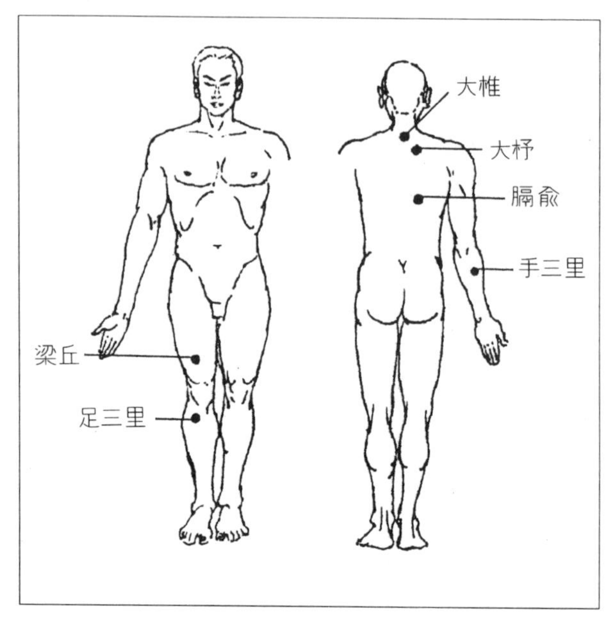

圖 2－40

1. 阿是穴：關節痛點。
2. 大椎：取法見感冒。
3. 大杼：取法見支氣管哮喘。
4. 膈俞：取法見肋軟骨炎。
5. 手三里：取法見肱骨外上髁炎。
6. 足三里：取法見支氣管哮喘。
7. 梁丘：在髕骨外上緣上 2 寸處。

〔**灸法**〕

1. 取上述穴位，採用艾炷直接灸法，每穴灸 5～7 壯。

2. 取上述穴位，採用艾條懸空灸法，每穴灸 10～15 分鐘。

3. 取上述穴位，採用艾炷隔胡椒灸法每穴灸 7～10 壯。

〔說明〕

以上三法可任選一種，也可交替使用。每日灸 1～2 次，7 日為一療程，休息 3 日再進行下一療程。

八、類風濕性關節炎

〔概述〕

類風濕性關節炎簡稱類風濕，是以慢性、對稱性、多發性關節炎為主的一種全身性疾病，常侵犯小關節和脊柱。早期有紅、腫、熱、痛及功能障礙，中晚期可導致關節強直或畸形。本病屬於中醫學的「痺症」範疇。

〔診斷〕

1. 發病多為青壯年，有受寒、受潮、病灶感染等病史。起病緩慢。

2. 以對稱性手足小關節炎為突出表現，尤以掌指關節和近側的指間關節最常受累，有時腫大成梭形。

3. 有些關節最後形成持久性強硬畸形，掌指關節處的尺側偏向畸形具有特徵性。

4. 肘、腕、踝關節周圍有皮下小結。

5. X 光表現為早期關節周圍組織腫脹，或有骨質疏鬆，以後間隙變窄、骨質破壞，晚期骨質萎縮。

6. 類風濕因子檢查陽性。

〔**取穴**〕（圖 2-41）

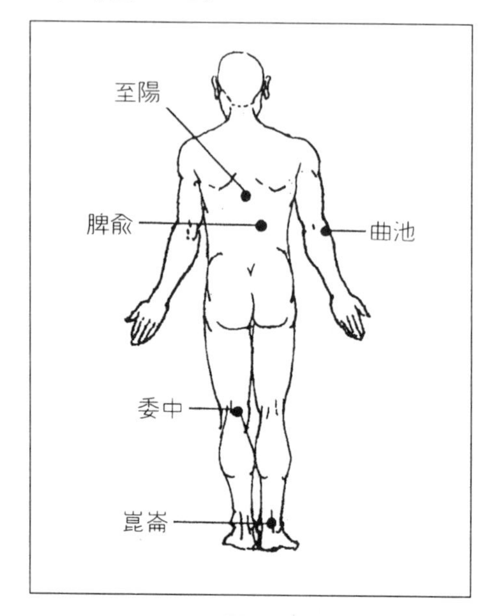

圖 2–41

1. 阿是穴：關節痛點處。
2. 至陽：在第 7 胸椎棘突下。
3. 脾俞：取法見胃下垂。
4. 曲池：取法見感冒。
5. 委中：取法見坐骨神經痛。
6. 崑崙：在足外踝尖與跟腱之間。

〔**灸法**〕

1. 取上述穴位，採用艾炷直接灸法，每穴灸 5～7 壯。

2. 取上述穴位，採用艾條懸空灸法，每穴灸 7～10 分鐘。

3. 取上述穴位，採用艾條隔胡椒灸法，每穴灸 10～15 分鐘。

〔**說明**〕

以上三法可任選其一種，也可交替進行。每日灸 1～2 次。7 日為一療程，休息 3 日再進行下一療程。

九、頸部扭挫傷

〔**概述**〕

頸部扭挫傷是指外力引起的頸部軟組織損傷。臨床中損傷部位好發於胸鎖乳突肌、斜方肌上部、斜角肌、頸夾肌及頭長肌等，尤其以胸鎖乳突肌及斜方肌上部多見。

〔**診斷**〕

1. 有明顯損傷史，頸部損傷較輕者只出現疼痛，無明顯腫脹。重者除局部的疼痛外可出現局部腫脹，頸部活動受限呈僵直狀或向左側偏，或向右側偏。

2. 在痛處可觸及腫塊或條索狀硬結。

3. X 光片多無異常。

〔**取穴**〕（圖 2-42）

1. 阿是穴：患處痛點。

2. 懸鍾：在外踝尖上 3 寸，腓骨後緣處。

3. 崑崙：在外踝高點與跟腱之間的凹陷處。

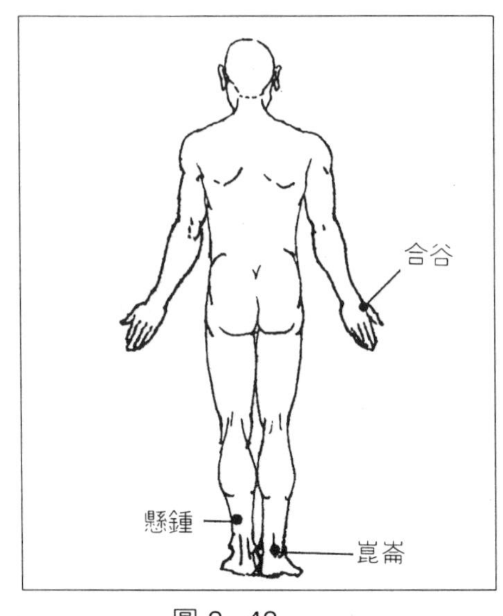

圖 2-42

4. 合谷：取法見感冒。

〔灸法〕

1. 取阿是穴，採用艾炷隔用活血止痛散（成藥）醋調製成餅的藥餅灸法，每次灸 10～15 壯。

2. 取懸鍾、崑崙、合谷穴，採用艾條懸空灸法，每穴灸 10～15 分鐘。

〔說明〕

採用上述方法，每日灸上述穴位 1～2 次。7 日為一個療程。

十、落枕

〔概述〕

落枕是指因睡眠姿勢不良或外感風寒侵襲，晨起後引起頸部酸痛，活動不利等症狀的一種疾患。常見受累的肌肉為胸鎖乳突肌、頸部斜角肌、頸長肌、斜方肌及提肩胛肌。

〔**診斷**〕

1. 睡眠後頸部出現疼痛，頭常歪向患側，活動不利，不能自由旋轉後顧，須整個軀幹向後轉動。

2. 患側頸部肌肉常有肌緊張和明顯壓痛，觸之如條索狀、塊狀的改變，以胸鎖乳突肌、斜方肌為常見。

3. X 光多無異常改變。

〔**取穴**〕（圖 2-43）

1. 阿是穴：壓痛點。

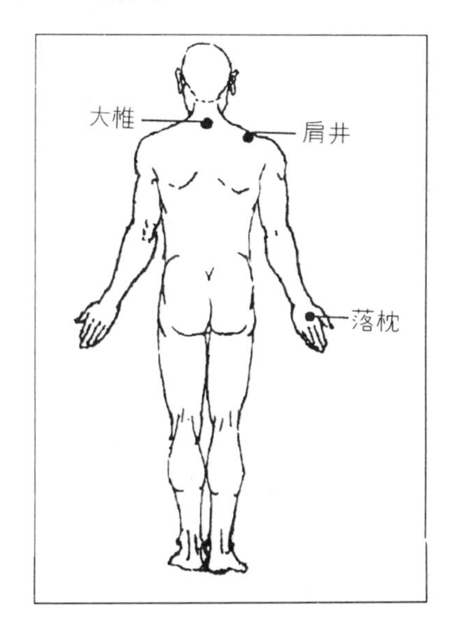

圖 2−43

2. 落枕穴：在手背第 2、3 掌骨間，指掌關節後約 0.5 寸凹陷中。

3. 大椎：取法見感冒。

4. 肩井：取法見急性乳腺炎。

〔灸法〕

1. 取阿是穴、落枕穴，採用艾條懸空灸法，每穴灸 10～15 分鐘。

2. 取大椎、肩井穴，採用艾炷直接灸法或隔麵餅灸法，每穴灸 5～7 壯。

〔說明〕

照上述方法，每日灸上述穴位 1～2 次。

十一、頸椎病

〔概述〕

頸椎病頸脊椎病或稱頸椎綜合徵。病變主要累及頸椎骨、椎間盤和周圍纖維結構，伴有明顯的脊神經根和脊髓變性。主要症狀有頭、頸、臂、手及前胸等部位的疼痛，並可有進行性肢體感覺及運動功能障礙，最後可導致四肢癱瘓。好發於 40 歲以上的成人，男性多於女性。本病由神經組織受壓、摩擦、黏連、缺血引起。屬於中醫學的「肩頸痛」等病證範疇。

〔診斷〕

1. 起病緩慢，年齡多在 40 歲以上。

2. 疼痛呈持續性，會發生於頸後、雙肩、肩胛、面、上臂、全上肢或胸壁等，有時出現感覺減退。

3. 脊髓受壓時，下肢麻木失靈，可出現椎體受累症狀，病理反射陽性。

4. 椎動脈受壓時，出現頭暈、噁心嘔吐、四肢麻木，甚則猝倒。

5. 交感神經紊亂時，出現頭痛、頭暈、頭脹、視物模糊、耳鳴耳聾、手麻發涼，甚則心律不齊等。

6. X光片示被累關節邊緣尖銳增生，間隙變窄，椎間孔邊緣不整齊，頸脊柱弧度不圓滿等。

〔**取穴**〕（圖 2-44）

1. 阿是穴：患處痛點。

2. 大椎：取法見感冒。

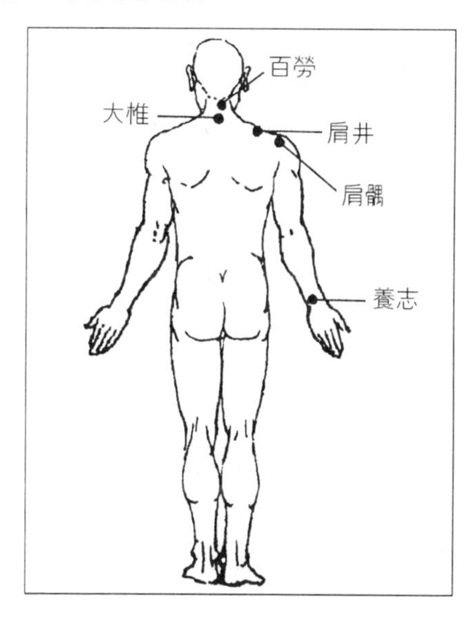

圖 2−44

3. 百勞：取法見頸肩肌筋膜炎。

4. 肩井：取法見急性乳腺炎。

5. 肩髃：取法見肩關節周圍炎。

6. 養志：在尺骨莖突的高點處。

〔灸法〕

1. 取阿是穴，採用艾炷隔胡椒灸法，每次灸 7～10 壯。

2. 取大椎、百勞、肩井、肩髃、養志穴，採用艾條懸空灸法，每穴灸 10～15 分鐘。

〔說明〕

照上述方法，每日灸上述穴位 1～2 次。7 日為一療程，休息 3 日，再進行下一療程。

十二、肩部扭挫傷

〔概述〕

因外力致肩部關節、筋膜、肌肉扭轉、牽拉、挫傷，使肩部腫脹、疼痛、功能障礙者稱為肩部扭挫傷。此病損傷部位主要在肩袖與鄰近軟組織，故又稱「肩袖損傷」。

〔診斷〕

1. 有明顯外傷史，局部腫脹或有輕度瘀血斑、疼痛、肩關節活動功能受限，但以自主活動單向受限為主。

2. 如有岡上肌撕裂時，則外展上肢力減弱。被動外展 60～120° 時局部疼痛加劇。

3. X 光片一般無異常改變。後期可有骨質疏鬆。拍片可排除肱骨外科頸、肱大結節骨折與肩關節脫位等。

〔**取穴**〕（圖 2-45）

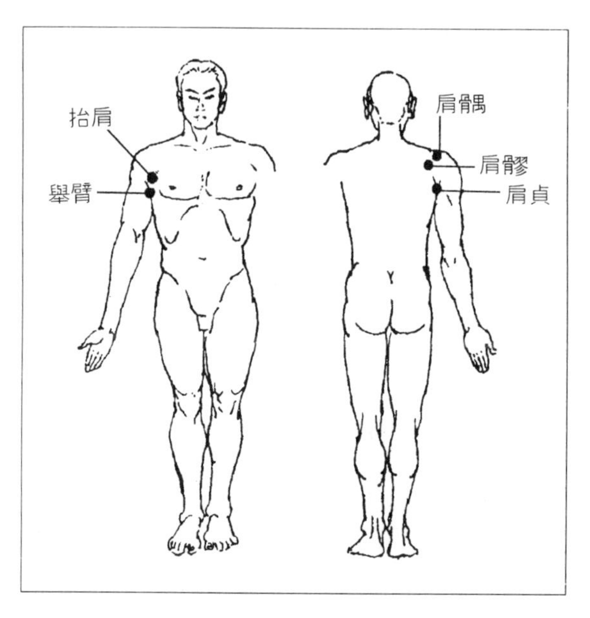

圖 2－45

1. 阿是穴：患部痛點。

2. 肩髃：取法見肩關節周圍炎。

3. 天髎：在肩井與曲垣穴連線的中點，肩胛骨上角處。

4. 肩貞：取法見肩關節周圍炎。

5. 抬肩：在肩峰前下 1.5 寸處。

6. 舉臂穴：在抬肩穴下 2 寸處。

〔灸法〕

1. 取阿是穴，採用艾炷隔雙柏散用水調製成的藥餅灸法，每穴灸 10～20 壯。

2. 取肩髃、天髎、肩貞、抬肩、舉臂穴，採用艾條懸空灸法，每穴灸 10～15 分鐘。

附：雙柏散處方

側柏葉 2 份、黃柏 1 份、大黃 2 份，薄荷 1 份，澤蘭 1 份。

〔說明〕

照上述方法，每日灸上述穴位 1～2 次，連灸 7 日為一療程，休息 3 日再進行下一療程。

十三、肘部扭挫傷

〔概述〕

肘關節受直接暴力或間接暴力作用下的軟組織損傷，稱肘部扭挫傷。

〔診斷〕

1. 有明顯外傷史。

2. 傷後關節腫脹、疼痛及功能障礙，有的出現瘀斑。

3. 壓痛點往往在肘關節的內後方和內側副韌帶附著處。肘關節側搬試驗可陽性。

4. 必要時攝 X 光片，排除骨折。

〔取穴〕（圖 2-46）

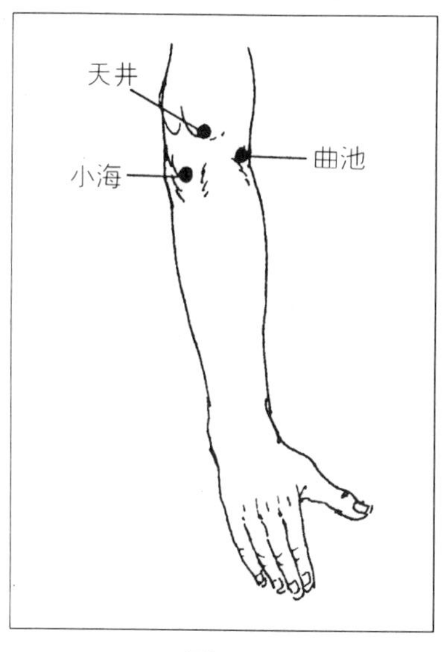

圖 2–46

1. 阿是穴：患部痛點。

2. 曲池：取法見感冒。

3. 小海：在肘關節內側，尺骨鷹嘴與肱骨內上髁之間，尺神經溝中。

4. 天井：在尺骨鷹嘴後上方約 1 寸許凹陷中。

〔灸法〕

1. 取阿是穴，採用太乙神針灸法，每次點按 10～15 次。

2. 取曲池、小海、天井，採用艾條懸空灸法，每穴灸 10～15 分鐘。

〔說明〕

照上述方法，每日灸上述穴位 1～2 次，7 日為一療程，休息 3 日，再進行下一療程。

十四、腕關節扭挫傷

〔**概述**〕

腕關節因受直接暴力或間接暴力造成的軟組織損傷，稱為腕關節扭挫傷。包括腕關節周圍的韌帶、肌腱、關節囊等軟組織損傷。

〔**診斷**〕

1. 有腕關節扭挫傷史。

2. 腕部有腫脹、疼痛、功能活動受限。活動時疼痛加重。

3. 在韌帶撕裂部位有明顯壓痛點。

4. 損傷的韌帶牽拉試驗陽性。肌腱損傷時，肌力抗阻試驗陽性。

5. 必要時拍 X 光片除外骨折、脫位及骨質病變等。

〔**取穴**〕（圖 2-47）

1. 阿是穴：患處痛點。

2. 合谷：取法見感冒。

3. 陽池：在腕背橫紋上，指總伸肌腱尺側緣凹陷中。

4. 大陵：在腕掌橫紋中央，掌長肌腱與橈側腕屈肌腱之間凹陷中。

〔**灸法**〕

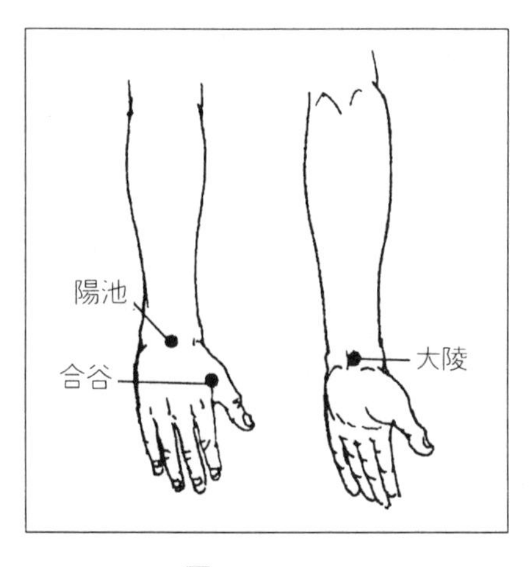

圖 2－47

1. 取阿是穴，採用太乙神針灸法，每次點按 10～15 次。

2. 取合谷、陽池、大陵穴，採用艾條懸空灸法，每次灸 10～15 分鐘。

〔說明〕

照上述灸法，每日灸上述穴位 1～2 次，連灸 7 日為一療程，休息 3 日再進行下一療程。

十五、急性腰扭傷

〔概述〕

急性腰扭傷是指腰部的肌肉、筋膜、韌帶或小關節因過度扭曲或牽拉所致的損傷，多由搬抬重物用力過猛或身體突然旋轉而引起。臨床表現為腰痛劇烈，腰不能挺直，俯、仰、轉、側均困難。屬於中國醫學的「傷筋」、「腰痛」等範疇。

〔診斷〕

1. 有明顯地突然遭受間接外力損傷史。
2. 劇烈腰痛，不能直腰，彎腰行動困難。
3. 腰部僵硬，有壓痛點。

〔取穴〕（圖 2-48）

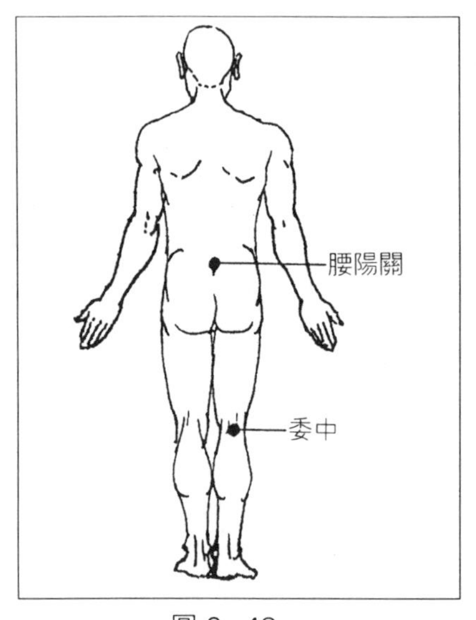

圖 2−48

1. 阿是穴：患部痛點。
2. 委中：取法見坐骨神經痛。
3. 腰陽關：在第 4 腰椎棘突下凹陷中。

〔灸法〕

1. 取阿是穴，採用太乙神針灸法，每次點按 10～

15 次。

2. 取委中，採用艾條懸空灸法，每穴灸 15～20 分鐘。

3. 取腰陽關，採用艾炷直接灸法，每次灸 10～15 壯。

〔**說明**〕

照上述方法，每日灸上述穴位 1～2 次，7 日為一療程，休息 3 日，再進行下一療程。

十六、腰肌勞損

〔**概述**〕

腰肌勞損是指腰部的筋膜、肌腱、韌帶、皮下組織，肌肉等發生的慢性損傷。常有急性損傷病史，可為累積性勞損或急性期發作治療不徹底所致。主要症狀為腰部不適或隱痛或持續性鈍痛，多因連續彎腰勞動、劇烈活動、受寒或受潮濕後而引起發作或加重。本病屬於中醫學「腰痛」的範疇。

〔**診斷**〕

1. 腰部疼痛常在長時間彎腰或站立後出現，休息後可減輕，但勞累後又加重，多為下腰部鈍痛、腰部無力或僵硬。

2. 腰部有壓痛點或廣泛壓痛。

3. X 光檢查多無異常。

〔**取穴**〕（圖 2-49）

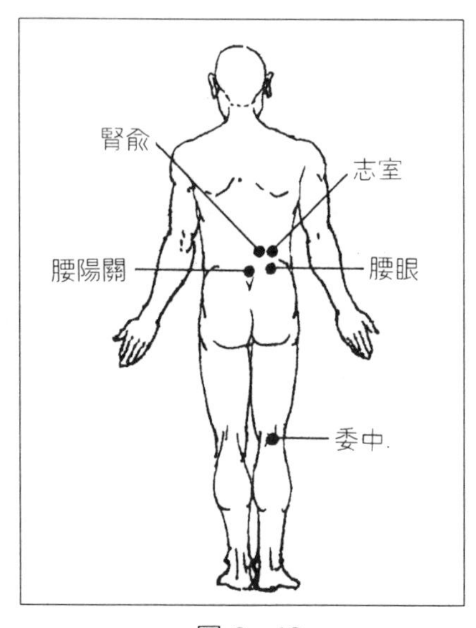

圖 2-49

1. 阿是穴：患部痛點。

2. 腎俞：取法見心臟神經官能症。

3. 委中：取法見坐骨神經痛。

4. 腰陽關：取法見急性腰扭傷。

5. 腰眼：在第 4 腰椎棘突下旁開 3～4 寸凹陷處。

6. 志室：在第 2 腰椎棘突下旁開 3 寸處。

〔**灸法**〕

1. 取阿是穴，採用太乙神針灸法，每次點按 10～15 次。

2. 取腎俞、腰陽關、腰眼、志室穴，採用艾炷直接灸法，每穴灸 5～8 壯。

3. 取委中穴，採用艾條懸空灸法，每次灸 10～15

分鐘。

〔說明〕

照上述方法，每日灸上述穴位1～2次，7日為一療程，休息3日，再進行下一療程。

十七、腰椎間盤突出症

〔概述〕

腰椎間盤突出症是指由於載重和脊柱的運動，使腰椎間盤受到擠壓、牽拉和扭轉引起腰椎間盤的纖維環破裂，髓核向椎管內突出，刺激或壓迫神經根，同時引起脊柱及其周圍軟組織一系列複雜變化與表現的一種綜合徵。是常見的腰腿痛疾患，多發生在20歲以上的青壯年，其發生率在臨床中約佔腰腿痛病人的1／5。本病屬於中醫學的「痺證」「腰痛」範疇。

〔診斷〕

1. 發病年齡多在20～40歲之間。部分患者有腰部扭傷或反覆損傷病史。著涼、受潮可為本病誘因。

2. 多數患者自述腰腿串痛，腰痛常發生在腿痛之前，彎腰行走均感困難，勞累後腰痛明顯，經休息後減輕。

3. 腰功能活動受限，尤以彎腰活動受限明顯。

4. 腰椎正常的生理曲度減少或消失，脊柱側彎，致使臀部向一側傾斜。

5. 腰椎棘突及棘突旁1.5公分處即髓核突出部有敏

銳的壓痛點，並可向下肢放射痛，叩擊放射痛陽性。

6. 直腿抬高試驗、屈頸試驗、頸靜脈壓迫試驗均為陽性。

7. 伸肌減弱，腱反射減弱；皮膚感覺減弱。

8. X 光檢查對腰椎間盤突出症的診斷只作參考，其重要性在於排除腰椎其他病變。

〔**取穴**〕（圖 2-50）

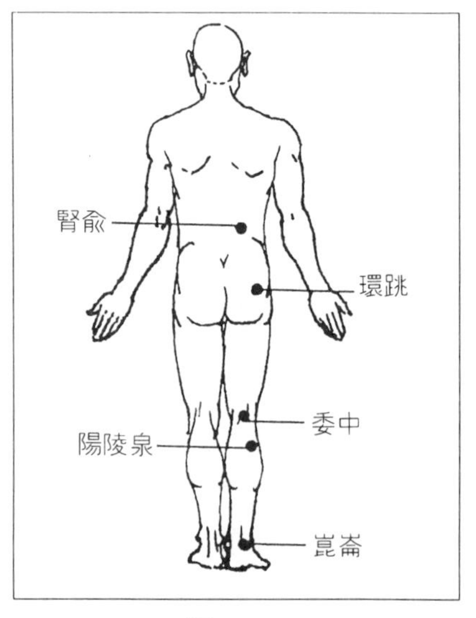

圖 2－50

1. 阿是穴：患部痛點。

2. 腎俞：取法見心臟神經官能症。

3. 委中：取法見坐骨神經痛。

4. 崑崙：取法見頸部扭挫傷。

5. 環跳：取法見坐骨神經痛。

6. 陽陵泉：取法見腦血栓形成。

〔**灸法**〕

1. 取阿是穴，採用太乙神針灸法，每次點按 10～15 次。

2. 取委中、崑崙、環跳、陽陵泉穴，採用艾炷隔胡椒灸法，每穴灸 8～10 壯。

3. 取腎俞穴，採用艾條懸空灸法，每次灸 15～20 分鐘。

〔**說明**〕

照上述方法，每日灸上述穴位 1～2 次，7 日為一療程，休息 3 日，再進行下一療程。

十八、踝關節扭傷

〔**概述**〕

踝關節扭傷中醫學稱為踝縫傷筋。包括韌帶、肌腱、關節囊等除骨折、脫位以外的所有軟組織的損傷，但主要是指韌帶的損傷。任何年齡均可能發生，但以青壯年多見。

〔**診斷**〕

1. 有明顯的踝關節扭傷史。傷後踝部即覺疼痛，活動功能障礙，損傷輕者僅局部腫脹，損傷重者整個踝關節均可腫脹，並有明顯的皮下積瘀，皮膚呈青紫色，跛行步態，傷足不敢用力著地，活動時疼痛加劇。

2. 內踝損傷時，外踝前下方壓痛明顯，若將足部做內翻動作時，則內踝前下方劇痛。嚴重損傷者，在韌帶斷裂處，可摸到有凹陷，甚至摸到移位的關節面。

3. X 光片可以幫助除外踝部的撕脫骨折，損傷較重者，應作強力內翻、外翻的照片，可見到距骨傾斜的角度增大，甚至可見到移位現象。

〔**取穴**〕（圖 2-51）

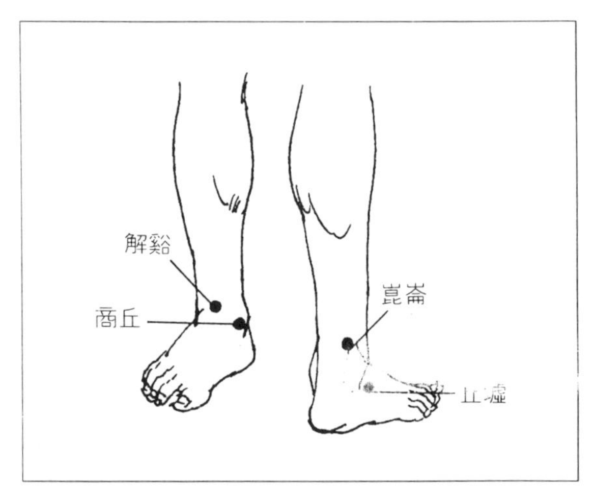

圖 2－51

1. 阿是穴：傷部痛點。
2. 商丘：在內踝前下方凹陷中。
3. 解谿：在足背踝關節橫紋中央凹陷中。
4. 丘墟：在外踝前下方趾長伸肌腱外側凹陷中。
5. 崑崙：在外踝與跟腱之間凹陷中。

〔**灸法**〕

1. 取阿是穴，採用太乙神針灸法，每次點按 15～

20 次。

2. 取商丘、解谿、丘墟、崑崙穴，採用艾條懸空灸法，每穴灸 10～20 分鐘。

〔說明〕

照上述方法，每日灸上述穴位 1～2 次。5 日為一療程。

十九、梨狀肌損傷綜合徵

〔概述〕

梨狀肌損傷綜合徵係指由某種原因造成梨狀肌損傷後，充血、水腫、痙攣、肥厚的梨狀肌刺激或壓迫坐骨神經而引起臀腿痛。表現為深在性酸脹痛，放射至患側大腿後側、小腿後外側，咳嗽、打噴嚏、排便可使疼痛加劇。本病屬於中醫「痺證」的範疇。

〔診斷〕

1. 臀部及下肢有損傷或受涼史。

2. 單側或雙側臀部疼痛，為深在性酸脹痛，放射至患側大腿後側，小腿後外側，腹壓增加，如咳嗽、打噴嚏、排便時疼痛加劇，翻身困難，下肢不能行走。

3. 腰部無明顯畸形及壓痛，患側梨狀肌投影部觸痛明顯，可觸及條索狀肌束，嚴重者可見臀肌萎縮。

4. 直腿抬高試驗 60° 以前疼痛明顯，超過 60° 則不痛或疼痛減輕。

5. 梨狀肌緊張試驗陽性。

6. 自覺患肢變短，走路跛行。

〔**取穴**〕（圖 2-52）

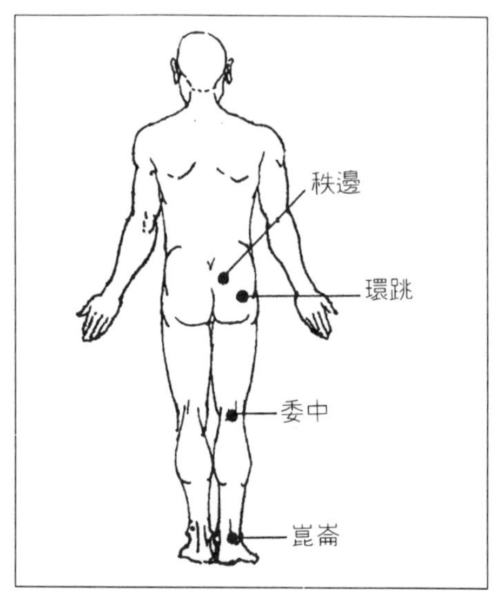

圖 2－52

1. 阿是穴：臀部壓痛點。

2. 環跳：取法見坐骨神經痛。

3. 秩邊：在第 4 骶椎棘突下旁開 3 寸處。

4. 委中：取法見坐骨神經痛。

5. 崑崙：取法見頸部扭挫傷。

〔**灸法**〕

1. 取阿是穴，採用太乙神針灸法，每次點按 10～15 次。

2. 取環跳、秩邊、委中、崑崙穴，採用艾條懸空灸法，每穴灸 15～20 分鐘；或採用艾炷直接灸法，每穴灸 10～15 壯。

〔說明〕

照上述方法，每日灸上述穴位 1～2 次，7 日為一療程，休息 3 日再進行下一療程。

二十、岔氣

〔概述〕

岔氣又稱胸壁扭傷，發病原因多為強力舉重、用力過猛、或搬扛重物用力不當；或擠壓；或因身體扭轉；或咳嗽時發生氣機失調；或胸部一種姿勢長時間扭屈。本病屬於中醫學「胸痛」的範疇。

〔診斷〕

1. 有損傷史，深呼吸、咳嗽、轉動胸部疼痛劇烈。

2. X 光檢查無陽性體徵。

〔取穴〕（圖 2-53）

1. 阿是穴：傷部壓痛點。

2. 華佗夾脊：損傷部位相對應處。

3. 內關：取法見急性胃炎。

〔灸法〕

1. 取阿是穴，採用太乙神針灸法，每次點按 10～15 次。

2. 取華佗夾脊穴，採用大灸法即在華佗夾脊穴上鋪上麵餅，麵餅上鋪上艾絨，厚約 1 公分，點燃艾絨灸

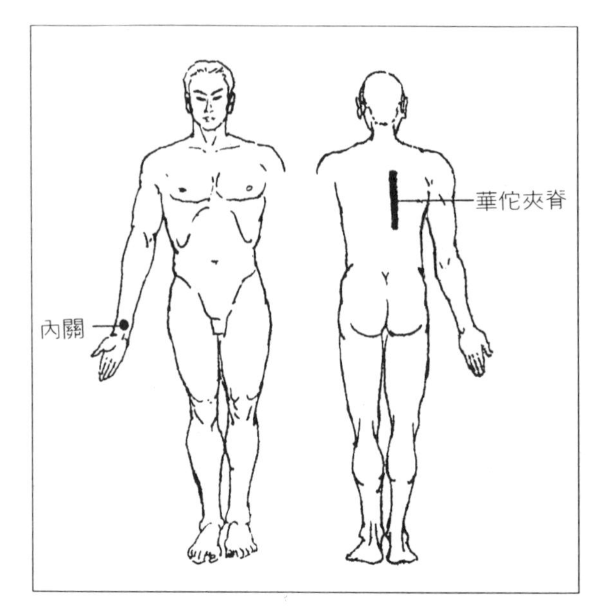

圖 2－53

之，灸至皮膚稍現深紅色為度。

3. 取內關穴，採用艾條懸空灸法，每次灸 10～15 分鐘。

〔說明〕

照上述方法，每日灸上述穴位 1～2 次，5 日為一療程。

二十一、膽絞痛

〔概述〕

膽絞痛是膽石症和膽道系統感染疾病過程中的一個常見主要症狀。表現為突然發作的右上腹、劍突下陣發性絞痛，多向右肩背放射。本病屬於中醫學「腹痛」「胃脘痛」「脇痛」範疇。

〔**診斷**〕

1. 反覆發作的右上腹、劍突下陣發性絞痛，在飽食或吃油膩食物後容易誘發，其痛向右肩背放射，伴噁心、嘔吐、畏寒發熱等。

2. 右上腹有明顯觸痛、壓痛及腹肌緊張。

3. 超音波檢查在本病診斷中有重要價值。

〔**取穴**〕（圖 2-54）

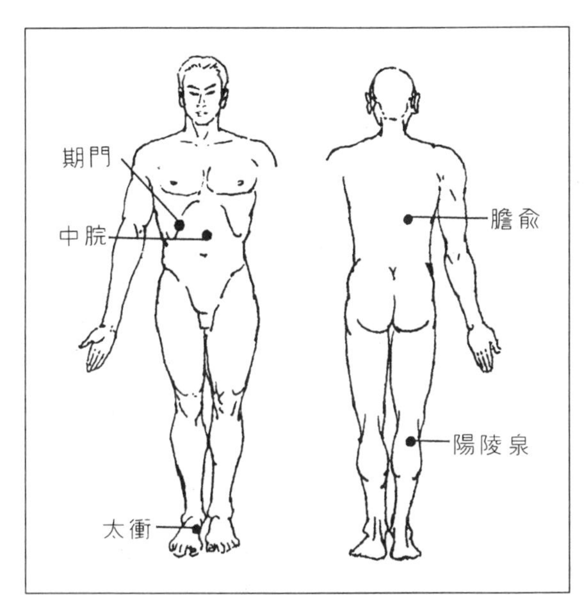

圖 2－54

1. 膽俞：取法見病毒性肝炎。

2. 期門：在乳頭直下第 6 肋間隙處。

3. 中脘：取法見急性胃炎。

4. 陽陵泉：取法見腦血栓形成。

5. 太衝：在足背第 1、2 跖骨結合部之前凹陷中。

〔灸法〕

1. 取上述穴位，採用艾炷直接灸法，每穴灸 5～10 壯。

2. 取上述穴位，採用艾條懸空灸法，每穴灸 10～15 分鐘。

〔說明〕

以上兩法可任選其一種。每日灸 1～2 次。7 日為一療程。

二十二、急性尿瀦留

〔概述〕

尿液不能暢通排出，致使膀胱內瀦留大量尿液，稱為尿瀦留。本病常突然發生或在慢性排尿困難的基礎上突然加重，臨床表現為下腹脹痛，有強烈尿意，但不能排出。常見的原因有機械性梗阻和動力性梗阻，前者常見於前列腺增生、尿道狹窄、結石嵌頓、膀胱內腫瘤或血塊堵塞膀胱等；後者如麻醉、術後、產後等，或由於神經損傷、炎症等引起排尿功能障礙。艾灸治療適應於後者。本病屬於中醫學「癃閉」的範疇。

〔診斷〕

1. 發病突然，膀胱區脹痛，有強烈尿意，但不能排尿。

2. 下腹部膨隆，可觸及脹滿之膀胱。

〔**取穴**〕（圖 2-55）

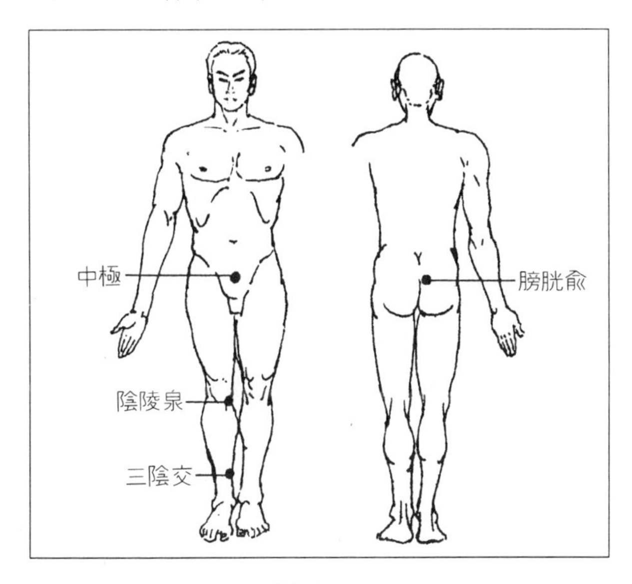

圖 2－55

1. 膀胱俞：取法見腎盂腎炎。

2. 中極：取法見陽痿。

3. 陰陵泉：取法見病毒性肝炎。

4. 三陰交：取法見慢性肝炎。

〔**灸法**〕

1. 取上述穴位，採用艾炷直接灸法，每穴灸 5～10 壯。

2. 取上述穴位，採用艾條懸空灸法，每穴灸 10～15 分鐘。

〔說明〕

以上兩法可任選其一種。每日灸 1～2 次。7 日為一療程。

二十三、直腸脫垂

〔概述〕

直腸脫垂又稱脫肛，是指直腸黏膜、直腸壁全層和部分乙狀結腸向下移位、脫出肛門外的一種疾病。任何年齡均可能發病，但多見於老年人、小兒和多產婦女。本病起病緩慢，一般全身症狀不明顯，多為虛證，以直腸脫垂為主要臨床表現。早期在大便時直腸黏膜脫出，便後可自行回納，以後可逐漸加重為直腸壁全層或部分乙狀結腸脫出，須用手托或臥床休息才能回納，嚴重時咳嗽、行走都可以引起脫出。本病屬於中醫學「脫肛」的範疇。

〔診斷〕

1. 初期排便時有腫物脫出，便後自行縮回肛內，逐漸發展為須用手托回；最後每當咳嗽、負重、久立等腹內壓增高時均可脫出。

2. 肛門墜脹，排便未淨感。

3. 肛門指診肛門括約肌鬆弛，病人下蹲用力可見脫垂之腸管。

4. 臨床一般分為三度：一度脫垂為直腸黏膜脫出，長 3～5 公分，觸之柔軟，便後可自行回納；二度脫垂為直腸全層脫出，長 5～10 公分，呈圓錐形，觸之較厚，有彈性，肛門鬆弛，便後有時須用手幫助回納；三度脫垂為直腸及部分乙狀結腸脫出，長達 10 公分以上，呈圓柱形，觸之很厚，肛門鬆弛無力。

〔**取穴**〕（圖 2-56）

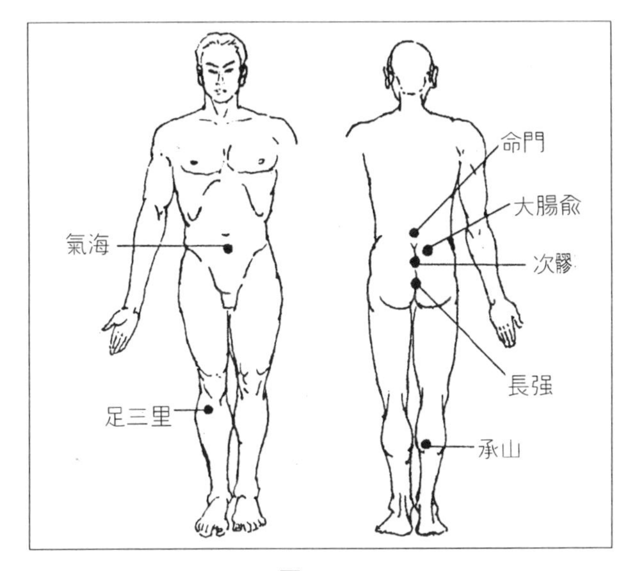

圖 2－56

1. 命門：取法見陽痿。
2. 大腸俞：取法見胃腸炎。
3. 次髎：在第 2 骶骨裂孔處。
4. 長強：在尾骨尖下 0.5 寸處。
5. 承山：在腓腸肌兩肌腹之間凹陷的頂端。
6. 氣海：取法見胃下垂。
7. 足三里：取法見支氣管哮喘。

〔灸法〕

1. 取上述穴位，採用艾炷直接灸法或艾炷隔麵餅灸法，每穴灸 5～7 壯。

2. 取上述穴位，採用艾條懸空灸法，每次灸 10～15 分鐘。

〔說明〕

以上兩法可任選其一種。每日灸 1～2 次，7 日為一療程，休息 3 日再進行下一療程。

二十四、痔 瘡

〔概述〕

痔瘡發生在肛道皮膚處的叫外痔，發生在肛道皮膚和直腸黏膜交界處以上的叫內痔。外痔平常無自覺症狀，但大便乾燥、排便用力過猛時，肛門口外可見青紫色的腫塊，觸痛極明顯；內痔主要症狀為大便時滴鮮血，不痛，或大便上有鮮血，不與糞便混合。內痔脫出，發炎時則疼痛加重。

〔診斷〕

1. 大便出血、鮮紅、出血量或多或少。
2. 肛門墜脹、異物感，或有疼痛。
3. 肛門檢查可發現肛管齒線上或下有痔瘡病灶。
4. 可有痔核脫出。

〔取穴〕（圖 2-57）

1. 白環俞：在第 4 骶椎棘突下旁開 1.5 寸處。

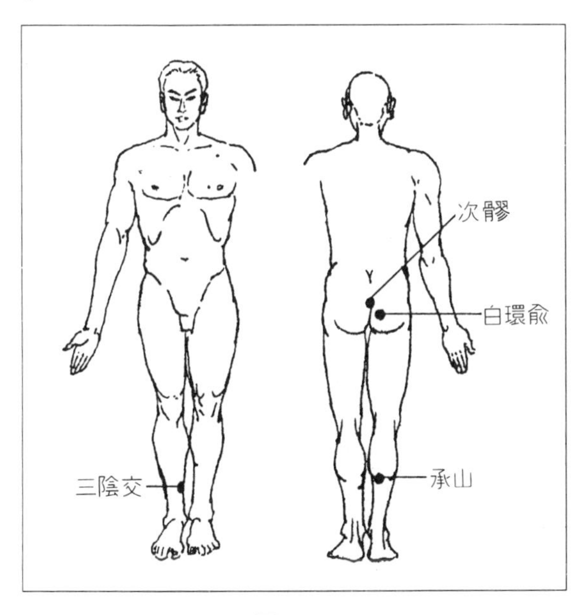

圖 2－57

2. 承山：取法見直腸脫垂。

3. 次髎：取法見直腸脫垂。

4. 三陰交：取法見慢性胃炎。

〔灸法〕

1. 取上述穴位，採用艾炷直接灸法或艾炷隔麵餅灸法，每穴灸 5～10 壯。

2. 取上述穴位，採用艾條懸空灸法，每穴灸 10～15 分鐘。

〔說明〕

以上方法可任選一種。每日灸 1～2 次，7 日為一療程。休息 3 日再進行下一療程。

二十五、癤病

〔概述〕

癤病是指多個癤在身體各處同時發生或先後反覆發生的疾病。好發於青壯年及糖尿病患者。此病是由金黃色葡萄球菌從皮膚毛孔侵入毛囊及所屬皮脂腺引起的急性化膿性感染。主要症狀為反覆發作的身體各處散在的局部圓錐形隆起，紅腫熱痛，有膿頭、膿出即癒。本病屬於中醫學的「坐板瘡」「發際瘡」等病症的範疇。

〔診斷〕

1. 局部出現圓錐形隆起硬結，紅腫熱痛，繼而出現膿頭，膿自潰後癒。反覆在身體各處散在發生或在一定部位反覆發生。好發於項後、背部、臀部。

2. 無明顯全身症狀。

〔取穴〕（圖 2-58）

1. 阿是穴：病灶局部。

2. 身柱：在第 3 胸椎棘突下處。

3. 靈台：在第 6 胸椎棘突下處。

4. 膈俞：取法見肋軟骨炎。

5. 肝俞：取法見胃、十二指腸潰瘍。

〔灸法〕

1. 取阿是穴，採用艾炷隔藥餅灸法，每次灸 10～15 壯。

2. 取身柱、靈台、膈俞、肝俞，採用艾炷直接灸

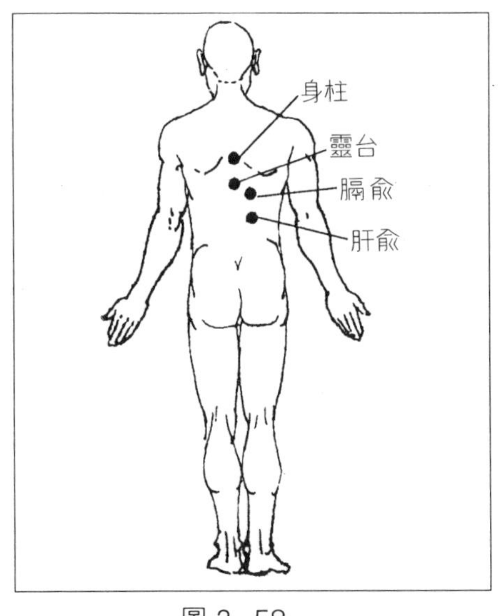

圖 2-58

法，每穴灸 5～10 壯，或採用艾條懸空灸法，每穴灸 10～15 分鐘。

附：藥餅處方

苦參 1 份、元參 3 份、馬鞭草 3 份。研末用水或醋調製成餅。

〔**說明**〕

照上述方法，每日灸上述穴 1～2 次，連灸 3 日為一療程。

二十六、丹毒

〔**概述**〕

丹毒是皮膚突然發紅、色如塗丹的一種急性感染性疾病。多發於春秋季節，常見於顏面部及小腿部位。本病是溶血性鏈球菌（丹毒鏈球菌）侵入皮膚或黏膜內的網狀淋巴管所引起的急性感染，由於皮膚黏膜的破損，如針刺、抓傷、皸裂、蟲咬傷、足癬等而感染所發。

其表現為病起突然、惡寒發熱、局部皮膚突然變赤，色如丹塗脂染，燓熱腫脹，迅速擴大，發無定處，數日內可逐漸痊癒。

〔**診斷**〕

1. 本病多見於老年體弱者及嬰兒，好發於小腿、頭面等處。發病前多有皮膚黏膜破損史。

2. 皮膚突然出現紅斑，灼熱疼痛，色如塗丹，邊緣清楚突起，壓之褪色，鬆手後即恢復原狀。四季均可能發生，常可反覆發作。

〔**取穴**〕（圖 2-59）

1. 阿是穴：病灶局部。
2. 身柱：取法見癇病。
3. 靈台：取法見癇病。
4. 曲池：取法見感冒。
5. 血海：取法見偏頭痛。
6. 委中：取法見坐骨神經痛。
7. 三陰交：取法見慢性胃炎。

〔**灸法**〕

1. 取阿是穴，採用艾炷隔藥餅灸法，每次灸 10～15 壯。

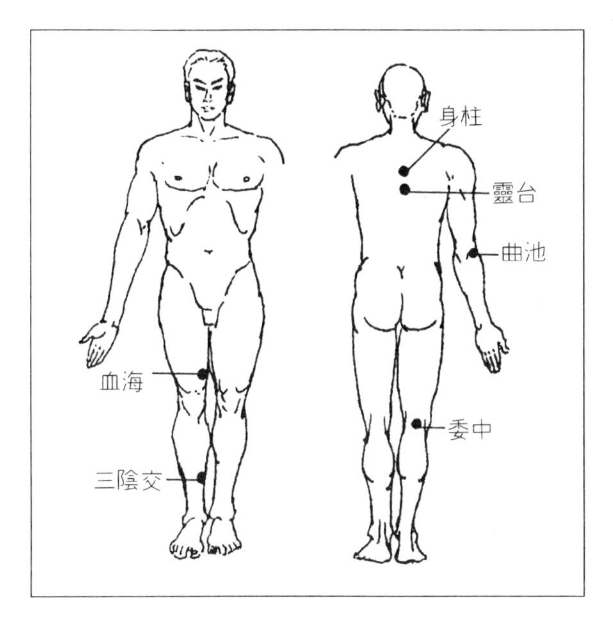

圖 2－59

2. 取身柱、靈台、曲池、血海、委中、三陰交穴，採用艾炷直接灸法，每穴灸 5～10 壯，或採用艾條懸空灸法，每穴灸 10～15 分鐘。

附：藥餅處方

金銀花 5 份、野菊花 5 份、黃芩 3 份。共研細末，水調製成餅。

〔說明〕

本病按照上述方法，每日灸上述穴位 1～2 次，3 日為一療程。

第三節　婦科疾病

一、痛 經

〔**概述**〕

凡婦女在行經前後或正值行經期，小腹及腰腹疼痛，甚至難以忍受，以致影響工作和日常生活並需要治療者，稱為痛經。痛經分為原發性和繼發性兩種。原發性痛經指經婦科檢查，生殖器官並無器質性病變者。因生殖器官有器質性病變，如子宮內膜異位症、急慢性盆腔炎、子宮頸狹窄或阻塞等所引起的痛經為繼發性痛經。本病屬於中醫學的「經行腹痛」「月水來腹痛」等病的範疇。

〔**診斷**〕

1. 原發性痛經一般始於初潮後 1～2 年內，沒有生殖器官炎症病史，多見於未婚婦女。繼發性痛經應有原發性疾病病史及體徵，多發生於已婚婦女。

2. 仔細詢問痛經發生與月經來潮是否有關。

3. 經期或行經前後下腹疼痛，甚至劇痛難忍，常伴有面色蒼白、冷汗淋漓、噁心、嘔吐、四肢厥冷等症。

4. 進行婦科檢查以判斷是否有生殖器官器質性病變。

〔**取穴**〕（圖 2- 60）

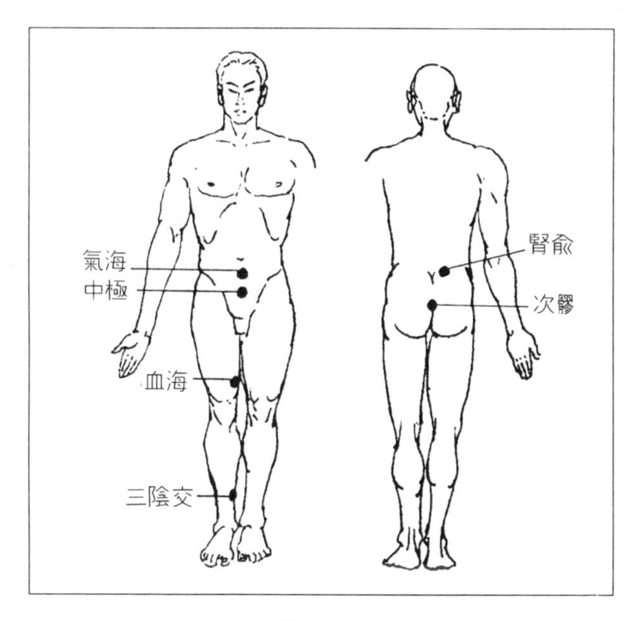

圖 2-60

1. 腎俞：取法見心臟神經官能症。

2. 次髎：取法見直腸脫垂。

3. 氣海：取法見胃下垂。

4. 中極：取法見陽痿。

5. 血海：取法見偏頭痛。

6. 三陰交：取法見慢性胃炎。

〔灸法〕

1. 取上述穴位，採用艾炷直接灸法，每穴灸 5～10 壯。

2. 取上述穴位，採用艾條懸空灸法，每穴灸 10～15 分鐘。

〔說明〕

以上兩法可任選其一種，每日灸 1~2 次。7 日為一療程。一般在月經來潮前一週開始治療，效果顯著。

二、閉經

〔概述〕

閉經又稱經閉，有原發性和繼發性兩種。女性年逾 18 歲而無月經來潮者，稱原發性閉經；月經週期建立之後，又停經 3 個月以上者，稱繼發性閉經。妊娠期、哺乳期及絕經後的停經為生理現象，不屬本病範疇。閉經多與內分泌失調、子宮發育不良及某些全身性疾病相關聯。本病屬於中醫學的「經閉」「月水不通」範疇。

〔診斷〕

1. 詳細詢問生長、發育、月經、生育史及其他病史。

2. 體檢時注意發育、營養、體型、第二性徵等有無異常。

3. 婦科檢查時注意生殖器官有無畸形，詳細檢查子宮及附件的情況。

4. 適當選用理化試驗，例如，孕素試驗、雌激素試驗、刮宮、內膜活檢、基礎代謝測定等。

〔取穴〕（圖 2-61）

1. 腎俞：取法見心臟神經官能症。

2. 次髎：取法見直腸脫垂。

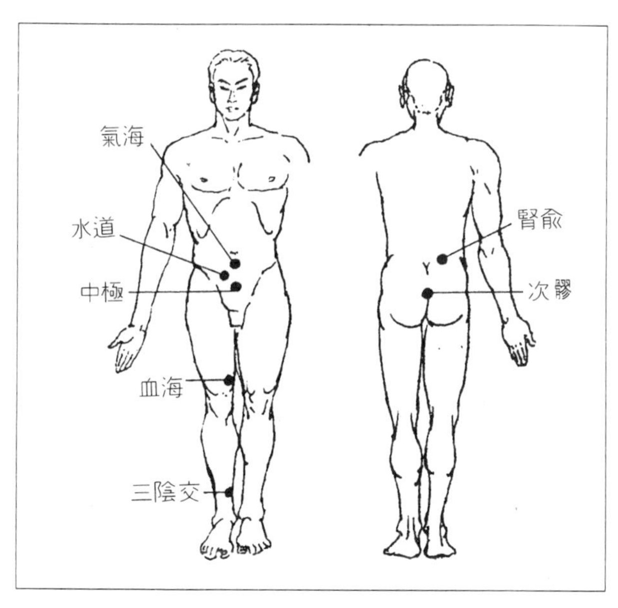

圖 2-61

3. 氣海：取法見胃下垂。

4. 水道：在臍下 3 寸前正中線旁開 2 寸處。

5. 中極：取法見陽痿。

6. 血海：取法見偏頭痛。

7. 三陰交：取法見慢性胃炎。

〔灸法〕

1. 取上述穴位，採用艾炷直接灸法，每穴灸 5～7 壯。

2. 取上述穴位，採用艾條懸空灸法，每穴灸 10～15 分鐘。

〔說明〕

以上兩種任選其一種，每日灸 1～2 次，7 日為一療程。休息 5 日再進行下一療程。

三、慢性盆腔炎

〔**概述**〕

慢性盆腔炎是由慢性炎症形成的盆腔內疤痕、黏連、充血，可表現為下腹墜脹、疼痛，腰骶部酸痛，有時伴有肛門墜脹不適。部分患者有全身症狀，如低熱、易於疲勞、精神不振、周身不適、失眠等。本病屬於中醫學「瘕症」「痛經」「月經不調」的範疇。

〔**診斷**〕

1. 常有急性盆腔炎病史。

2. 一側或兩側下腹部脹痛，腰骶部酸痛，勞累、月經期加重。白帶及月經量增多。

3. 檢查子宮活動受限，可觸及條索狀增粗的輸卵管，並有壓痛，或觸及囊性包塊。

〔**取穴**〕（圖 2-62）

1. 腰陽關：在第 4 腰椎棘突下處。

2. 次髎：取法見直腸脫垂。

3. 關元：取法見陽痿。

4. 陽陵泉：取法見腦血栓形成。

5. 三陰交：取法見慢性胃炎。

〔**灸法**〕

1. 取上述穴位，採用艾炷直接灸法，每穴灸 5～10

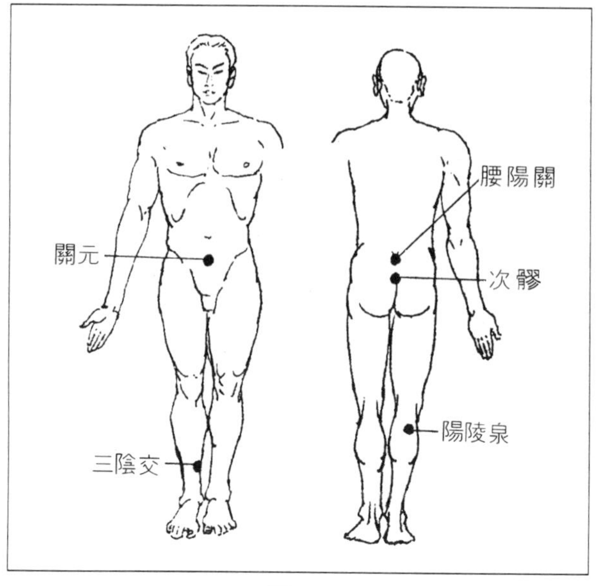

圖 2-62

壯。

2. 取上述穴位，採用艾條懸空灸法，每穴灸 10～15 分鐘。

〔說明〕

以上兩法可任選其一種。每日灸 1～2 次，7 日為一療程。休息 3 日再進行下一療程。

四、妊娠嘔吐

〔概述〕

妊娠嘔吐是指婦女懷孕 5～6 週後，出現晨起噁心嘔吐或一日內嘔吐數次，並伴倦怠喜臥、食慾不振等的病症。嚴重者嘔吐頻繁，不能進食進水，可引起脫水、酸中毒、電解質紊亂等。本病與精神因素、胃酸降低、絨毛膜促性腺激素增高、腎上腺皮質激素降低等有關。屬於中醫學「妊娠惡阻」的範疇。

〔**診斷**〕

1. 有停經史。晨起噁心嘔吐，或一日吐數次，或嘔吐頻繁，不能進食進水。

2. 妊娠試驗陽性。

3. 嘔吐劇烈者，可有脫水、酸中毒、電解質紊亂。

〔**取穴**〕（圖 2-63）

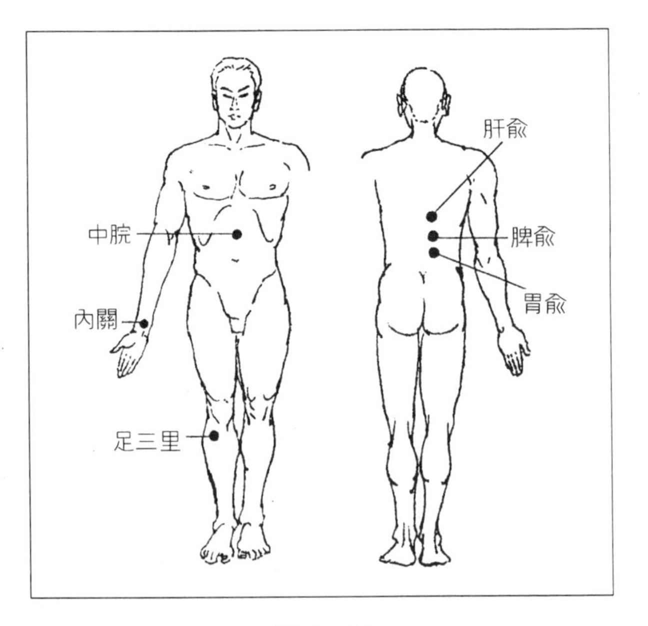

圖 2－63

1. 肝俞：取法見胃、十二指腸潰瘍。

2. 脾俞：取法見胃下垂。

3. 胃俞：取法見急性胃炎。

4. 中脘：取法見急性胃炎。

5. 內關：取法見急性胃炎。

6. 足三里：取法見支氣管哮喘。

〔灸法〕

1. 取上述穴位，採用艾炷直接灸法，每穴灸 5～10 壯。

2. 取上述穴位，採用艾條懸空灸法，每穴灸 10～15 分鐘。

〔說明〕

以上兩法可任選其一種。每日灸 1～2 次，5 日為一療程。

五、產後子宮縮痛

〔概述〕

產後子宮收縮痛，屬於生理性質。妊娠期子宮呈高度擴張，產後恢復原來狀態，這種較強的收縮會產生下腹疼痛。多數在一週左右逐漸消失。少數超過一週疼痛仍然明顯且伴隨惡露增加，則屬病態。本病屬於中醫學「產後腹痛」的範疇。

〔診斷〕

1. 分娩後出現腹痛，多見於產後 2～3 天。

2. 惡露量多或量少淋漓不淨。

3. 有急產病史、滯產史或大出血史。

4. 飲食不節，過食生冷或油膩者，或感受風寒者。

〔**取穴**〕（圖 2-64）

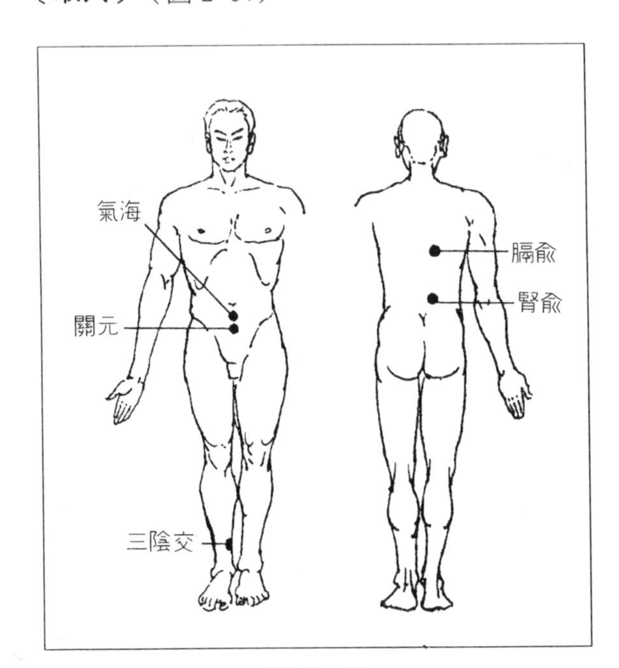

圖 2－64

1. 氣海：取法見胃下垂。

2. 關元：取法見陽痿。

3. 膈俞：取法見肋軟骨炎。

4. 腎俞：取法見心臟神經官能症。

5. 三陰交：取法見慢性胃炎。

〔**灸法**〕

1. 取上述穴位，採用艾炷直接灸法，每穴灸 5～7 壯。

2. 取上述穴位，採用艾條懸空灸法，每穴灸 10～15 分鐘。

〔**說明**〕

以上兩法可任選其一種，每日灸 1～2 次，3 日為一療程。

六、產後乳少

〔**概述**〕

產婦在產級 2～10 天內沒有乳汁分泌，或分泌量過少，不能滿足喂哺嬰兒需要的，稱為產後乳少。產後缺乳與孕前期乳腺發育較差，或分娩出血過多，或授乳方法不正確，或過度疲勞，或恐懼、不愉快等因素有關。本病屬於中醫學「缺乳」「乳汁不行」的範疇。

〔**診斷**〕

1. 詳細了解有無營養不良、慢性疾病、產前有無嚴重的妊娠高血壓綜合徵、分娩時有無出血過多、近期有無情志不暢。

2. 了解授乳方法是否正確，嬰兒吸吮能力是否正常。

3. 乳房發育是否正常，如小乳頭、深凹乳頭、鱗狀乳頭。

〔**取穴**〕（圖 2-65）

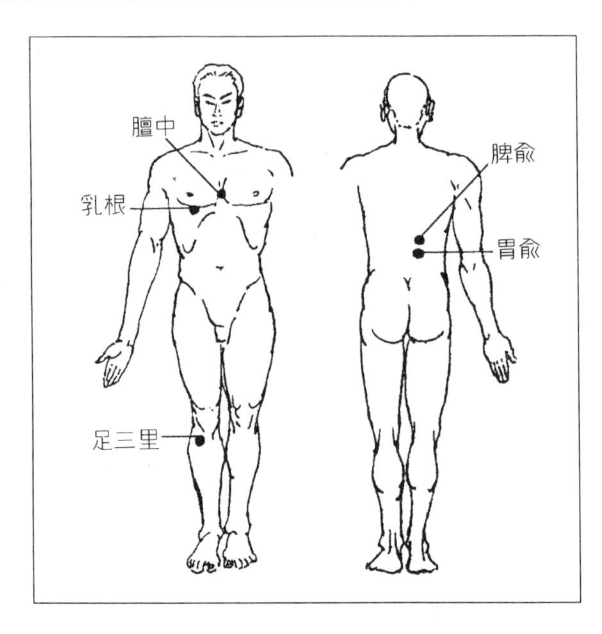

圖 2－65

1. 膻中：取法見心動過速。

2. 乳根：取法見急性乳腺炎。

3. 脾俞：取法見胃下垂。

4. 胃俞：取法見急性胃炎。

5. 足三里：取法見支氣管哮喘。

〔**灸法**〕

1. 取上述穴位，採用艾炷直接灸法，每穴灸 5～7 壯。

2. 取上述穴位，採用艾條懸空灸法，每穴灸 10～15 分鐘。

〔**說明**〕

以下兩法任選其一種。每日灸 1~2 次，連灸 3 日為一療程。

七、帶 下

〔**概述**〕

婦女陰道內有少量白色無臭的分泌物，滑潤陰道，為生理性帶下。若帶下量過多，色、質、味異常，即為帶下病。陰道炎、宮頸糜爛、盆腔炎等急性或慢性炎症及宮頸癌、宮體癌等均可出現帶下病症狀。

〔**診斷**〕

1. 帶下量多、色黃、白、赤或黃白相兼，或赤黃相兼，質清稀或黏稠，氣味腥臭、穢濁。

2. 伴腰部酸痛、小腹墜痛、下肢酸軟，或陰戶灼熱，或瘙癢等。

〔**取穴**〕（圖 2-66）

1. 氣海：取法見胃下垂。

2. 關元：取法見陽痿。

3. 腎俞：取法見心臟神經官能症。

4. 三陰交：取法見慢性胃炎。

〔**灸法**〕

1. 取氣海、關元，採用艾炷隔薑灸法，每穴灸 5~10 壯。

2. 取腎俞、三陰交，採用艾炷直接灸法，每穴灸 5~7 壯，或採用艾條懸空灸法，每穴灸 10~15 分鐘。

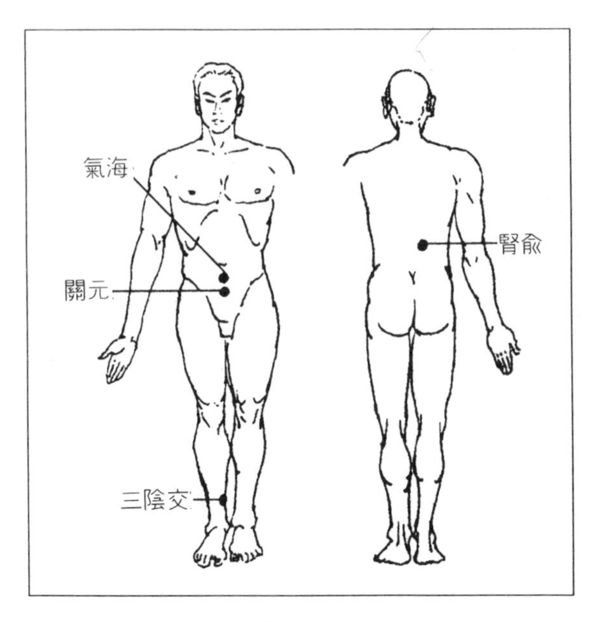

圖 2－66

〔說明〕

照上述方法，每日灸上述穴位 1～2 次，7 日為一療程。

第四節　五宮科疾病

一、急性結膜炎

〔概述〕

急性結膜炎是結膜因感染、過敏而出現的急性炎症。其病理變化的基本特徵為結膜充血分泌物滲出。本病具有傳染性或流行性。急性卡他性結膜炎主要由肺炎雙球菌、科韋氏桿菌、溶血性金黃色葡萄球菌感染所致；流行性出血性結膜炎主要由微小核糖核酸病毒組中的腸道病毒 70 型感染所致；春季卡他性結膜炎主要由空氣中游離花粉或其他物質所致的變態反應引起。本病屬於中醫學「目赤腫痛」的範疇。

〔**診斷**〕

1. 急性卡他性結膜炎有異物感，流淚、畏光、疼痛、視力下降，瞼結膜充血，球結膜水腫，黏膿液多，使眼瞼難開。

2. 流行性出血性結膜炎有發熱、咳嗽、咽痛等呼吸道炎症，耳前淋巴結腫大、眼畏光、流淚、球結膜充血水腫，結膜下點狀出血。

3. 春季卡他性結膜炎有眼奇癢、異物感、燒灼感、畏光、流淚和少許黏絲狀分泌物，瞼結膜有扁平乳頭或角膜緣，有灰黃膠樣肥厚結節。

〔**取穴**〕（圖 2- 67）

1. 太陽：取法見面神經炎。

2. 合谷：取法見感冒。

3. 少商：在拇指橈側指甲角旁約 0.1 寸處。

4. 大椎：取法見感冒。

5. 肝俞：取法見胃、十二指腸潰瘍。

〔**灸法**〕

1. 取少商、合谷穴，採用毛茛敷灸法（即：用鮮

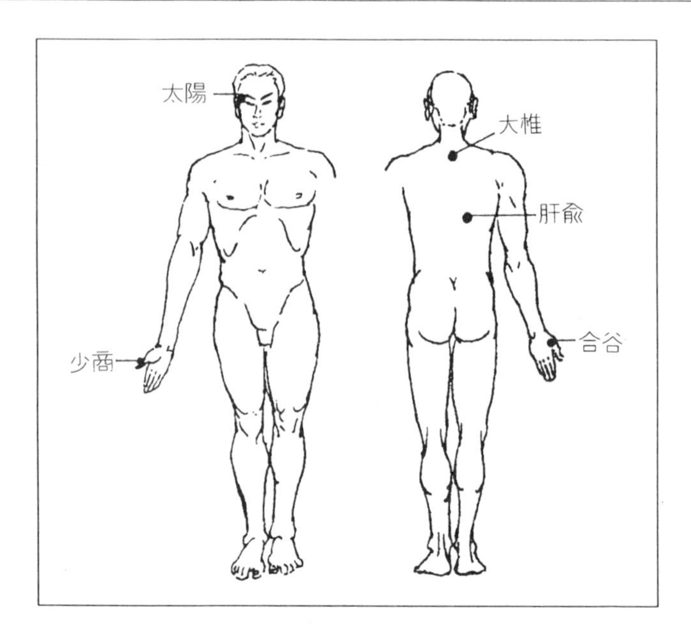

圖 2－67

毛茛草適量，與食鹽少許共搗如膏狀，製成黃豆大或綠豆大藥丸數粒，備用。敷灸時，取藥丸一粒，敷於少商、合谷穴處，待局部起泡後將藥丸去掉，水泡不必挑破。左眼患病敷右側穴位，右眼患病敷左側穴位，雙眼患病兩側穴位均取）灸之。

2. 取太陽穴，採用艾條懸空灸法，每穴灸 7～10 分鐘。

3. 取大椎、肝俞穴，採用艾炷直接灸法，每次灸 5～7 壯。

〔說明〕

照上述方法，每日灸上述穴位 1～2 次，連灸 3 日為一療程。

二、麥粒腫

〔**概述**〕

麥粒腫是由細菌感染引起的眼瞼部急性化膿性炎症。本病為常見病、多發病，以青少年較多見。病變在睫毛根部皮脂腺為外瞼腺炎，即外麥粒腫；病變在瞼板腺為瞼板腺炎，即內麥粒腫。

其主要症狀為患眼瞼局限性紅腫、硬結、疼痛、觸痛。本病多由金黃色葡萄球菌感染。屬於中醫學「針眼」「偷針」「眼丹」等病的範疇。

〔**診斷**〕

1. 發病部位在眼瞼部，有局限性紅腫，形如麥粒，觸之較硬，壓痛明顯；繼之成膿，潰破膿出，紅腫消失。

2. 外麥粒腫發生於睫毛根部，內麥粒腫發於瞼板內結膜下。

3. 眼瞼部灼熱疼痛，內麥粒腫較外麥粒腫痛劇烈，全身伴有發熱、惡寒、頭痛等不適。

〔**取穴**〕（圖 2-68）

1. 阿是穴：患目。

2. 太陽：取法見面神經炎。

3. 大椎：取法見感冒。

4. 合谷：取法見感冒。

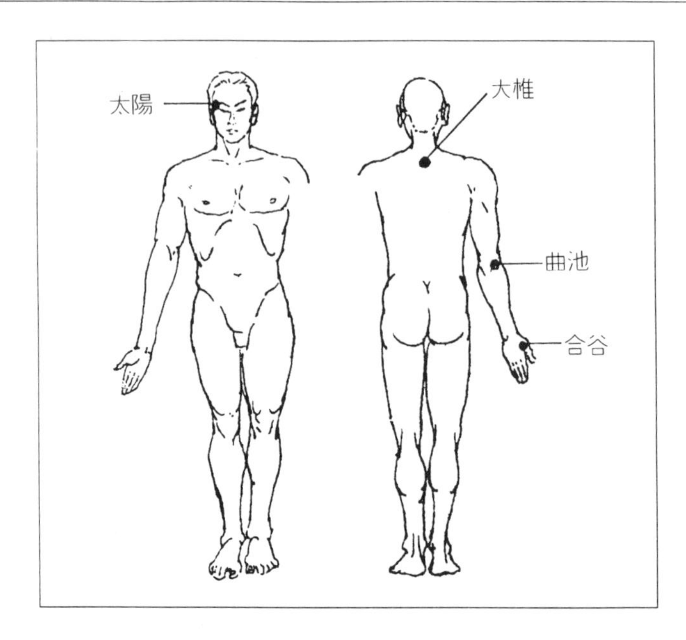

圖 2-68

5. 曲池：取法見感冒。

〔灸法〕

1. 取阿是穴，採用隔核桃殼眼鏡灸法，每次灸 3 公分艾條。施灸前應將核桃殼半圓球放入開水浸泡的菊花液中泡 10～20 分鐘，取出套在患側眼鏡圈內進行施灸。

2. 取太陽、合谷、曲池穴，採用艾條懸空灸法，每穴灸 10～15 分鐘。

3. 取大椎穴，採用艾炷直接灸法，每次灸 5～7 壯。

〔說明〕

照上述方法，每日灸上述穴位 1 次，連灸 3 日可癒。

三、電光性眼炎

〔**概述**〕

電光性眼炎是由電光發出的紫外線照射眼部後，所引起的眼結膜和角膜的炎症反應。常見於電焊弧光、紫外線燈、太陽燈等照射眼部。一般在接觸紫外線後 4～8 小時突然發病，其主要症狀為眼瞼痙攣、不能睜眼、羞明、流淚、異物感、疼痛劇烈、結膜充血、輕度水腫等。

〔**診斷**〕

1. 有電光發出的紫外線照射史。

2. 眼痛、流淚、怕光、眼內異物感及結膜充血等。

〔**取穴**〕（圖 2-69）

1. 陽白：在瞳孔直上眉上 1 寸處。

2. 太陽：取法見面神經炎。

3. 合谷：取法見感冒。

4. 大椎：取法見感冒。

〔**灸法**〕

1. 取陽白、太陽、合谷穴，採用艾條懸空灸法，每穴灸 10～15 分鐘。

2. 取大椎穴，採用艾炷直接灸法，每次灸 5～7

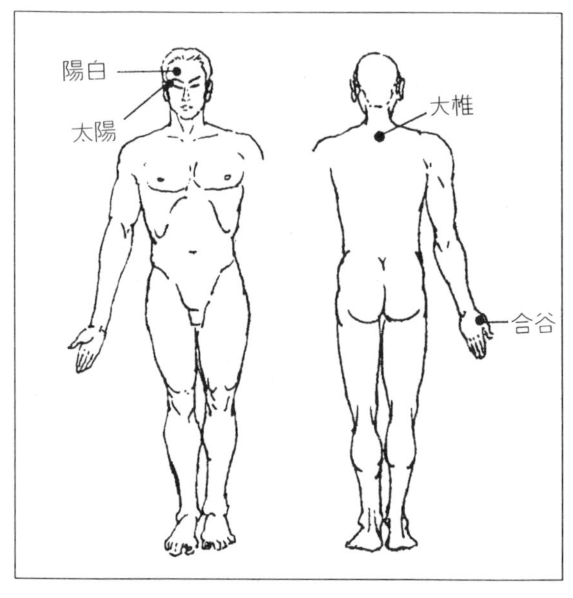

圖 2－69

壯。

〔說明〕

照上述方法，每日灸上述穴位 1～2 次，連灸 3 日。

四、慢性鼻炎

〔概述〕

慢性鼻炎是一種常見的鼻腔黏膜及黏膜下層的慢性炎症，通常分為慢性單純性鼻炎和慢性肥厚性鼻炎兩類。其主要症狀為間歇性或交替性或持續性鼻塞，黏稠涕多，天氣轉暖或活動時鼻塞改善。屬中醫學「鼻塞」

範疇。

〔**診斷**〕

1. 鼻塞呈間歇、交替或持續性，下鼻甲腫脹，表面光滑濕潤，對血管收縮劑反應敏感，黏膜收縮好。

2. 鼻腔分泌物為黏液膿性，可伴嗅覺減退。

〔**取穴**〕（圖 2-70）

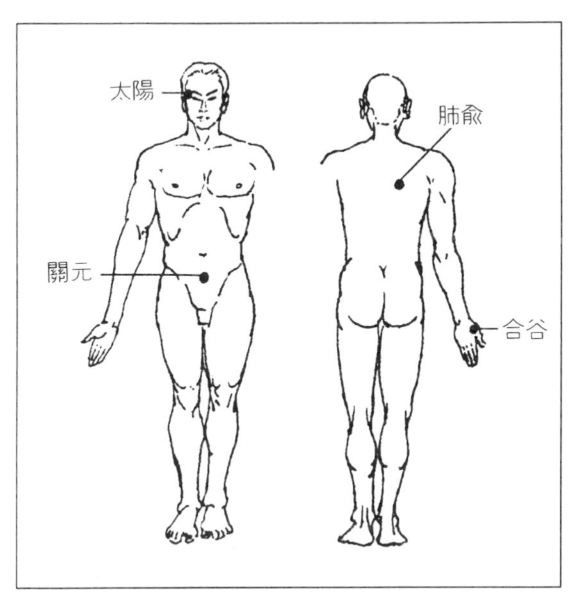

圖 2–70

1. 太陽：取法見面神經炎。

2. 肺俞：取法見急性支氣管炎。

3. 關元：取法見陽痿。

4. 合谷：取法見感冒。

〔**灸法**〕

1. 取太陽、合谷穴，採用艾條懸空法，每穴灸10～15分鐘。

2. 取肺俞、關元穴，採用艾炷直接灸法，每穴灸5～7壯。

〔說明〕

照上述方法，每日灸上述穴位1～2次，5日為一療程。休息3日，再進行下一療程。

五、過敏性鼻炎

〔概述〕

過敏性鼻炎又稱變態反應性鼻炎，是身體對某些過敏原敏感性增高而出現的以鼻黏膜病變為主的一種異常反應。分常年性和季節性過敏性鼻炎兩種。其主要症狀為突然陣發性鼻塞、噴嚏、流大量清涕。屬於中醫學「鼻鼽」範疇。

〔診斷〕

1. 常年性過敏性鼻炎患者在打掃房屋、整理被褥和棉衣、嗅到霉味等情況時發作。

2. 季節性過敏性鼻炎患者在花粉播散期發作，花期一過不治而癒。

3. 鼻腔檢查可見鼻黏膜蒼白水腫或呈灰紫色。

4. 皮膚過敏原試驗陽性。

5. 鼻分泌物嗜酸性細胞塗片陽性。

6. 血清測定結果陽性。

〔**取穴**〕（圖 2-71）

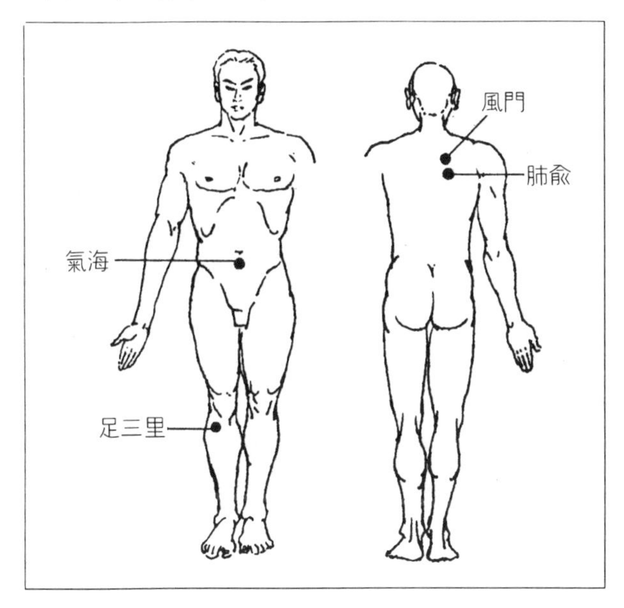

圖 2–71

1. 風門：取法見感冒。

2. 肺俞：取法見支氣管哮喘。

3. 氣海：取法見胃下垂。

4. 足三里：取法見支氣管哮喘。

〔**灸法**〕

1. 取上述穴位，採用艾炷直接灸法，每穴灸 5～7 壯。

2. 取上述穴位，採用艾條懸空灸法，每穴灸 10～15 分鐘。

〔**說明**〕

以上兩法可任選其一種，每日灸1～2次，3日為一療程。

六、牙痛

〔概述〕

牙痛是由牙體和牙周組織或頜骨的某些病變等引起。牙痛多由齲齒、牙髓炎、根尖周炎、牙齦乳頭炎、冠周炎、牙周炎以及上頜竇炎、三叉神經痛、顳頜關節功能紊亂症、眼屈光不正、青光眼等均可引起牙痛。其主要症狀為牙齒疼痛、咀嚼困難、遇冷熱酸甜疼痛加重。本病屬於中醫學「齒痛」「牙痛」「胃火牙痛」等範疇。

〔診斷〕

1. 牙齒局部有痛感，可呈尖銳痛、鈍痛、搏動痛等性質不同的痛感。

2. 牙痛，遇冷、熱、酸、甜加重，可伴有牙齦腫脹、出血、萎縮等。

3. 檢查牙體，牙周組織以及鄰近器官和全身，便可確診導致牙痛的疾患。

〔取穴〕（圖2-72）

1. 下關：取法見面肌痙攣。

2. 頰車：取法見面神經炎。

3. 合谷：取法見感冒。

4. 胃俞：取法見急性胃炎。

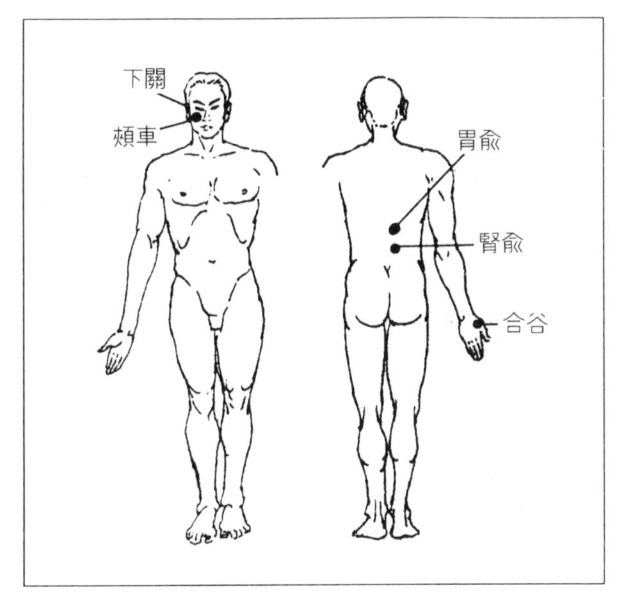

圖 2–72

5. 腎俞：取法見心臟神經官能症。

〔灸法〕

1. 取下關、頰車、合谷穴，採用艾條懸空灸法，每穴灸 10～15 分鐘。

2. 取胃俞、腎俞穴，採用艾炷直接灸法，每穴灸 5～7 壯。

〔說明〕

照上述方法，每日灸 1～2 次，5 日為一療程。

七、內耳眩暈症

〔概述〕

內耳眩暈症又稱美尼爾綜合徵。是由內耳病變而引起的發作性眩暈，是一種主觀旋轉性或搖擺不穩的感覺，患者自覺天翻地覆、眼花繚亂，並伴有噁心嘔吐。其眩暈的主要特點是：眩暈突然發生，因體位變動而加重，持續時間較短，伴有耳鳴、重聽和水平型眼球震顫，有短期自癒和反覆發作的傾向。

其病因至今尚不明確。一般認為可能是植物神經功能失調引起迷路動脈痙攣，局部缺氧，導致耳內淋巴產生過多或吸收障礙，引起膜迷路積水而發生。本病屬於中醫學「眩暈」的範疇。

〔**診斷**〕

1. 突然發作旋轉性眩暈、耳鳴及波動性聽力減退。體位變動時加重，伴噁心嘔吐，每次發作數分鐘至數小時。

2. 發作時神志清楚。

3. 發作時有自發性水平旋轉性眼球震顫。

〔**取穴**〕（圖 2-73）

1. 脾俞：取法見胃下垂。

2. 膈俞：取法見肋軟骨炎。

3. 關元：取法見陽痿。

4. 足三里：取法見支氣管哮喘。

5. 懸鍾：取法見頸部扭挫傷。

6. 三陰交：取法見慢性胃炎。

〔**灸法**〕

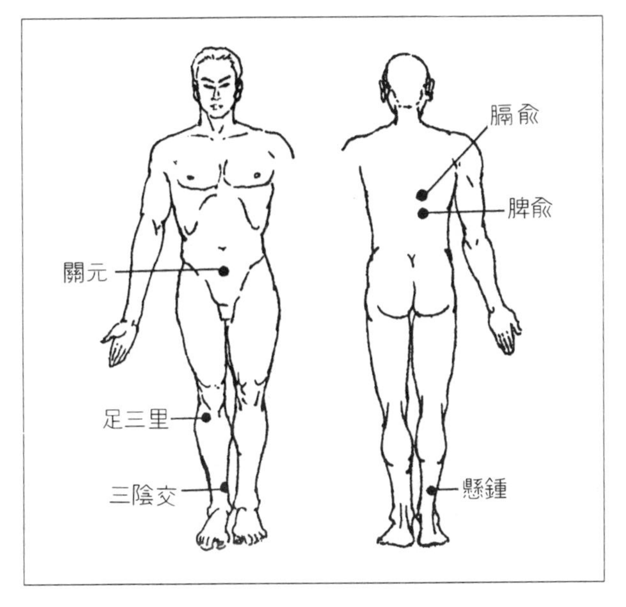

圖 2-73

1. 取上述穴位，採用艾炷直接灸法，每穴灸 5～7 壯。

2. 取上述穴位，採用艾條懸空灸法，每穴灸 10～15 分鐘。

〔說明〕

以上兩法，可任選其一種。每日灸 1～2 次，連灸 5 日為一療程。休息 3 日，再進行下一療程。

八、顳頜關節功能紊亂症

〔概述〕

顳頜關節功能紊亂症，主要表現為顳下頜關節區疼痛、彈響、肌肉酸脹麻木、運動障礙、張口受限和咀嚼肌無力等。多發於 20～30 歲，病程長，反覆發作，癒後不會發生關節強直。本病病因至今不十分清楚，一般認為可能與夜磨牙、頜關節紊亂、兩側顳頜關節發育不對稱、單側咀嚼習慣、關節負荷過重、情緒不穩定、關節部遭受外傷和寒冷等有關。本病屬於中醫學「頜痛」「口噤不開」等範疇。

〔**診斷**〕

1. 發病前有精神創傷、失眠及神經衰弱等誘發因素，多見於青年女性。

2. 關節區疼痛與咀嚼、講話等運動有關。

3. 在關節區可找到壓痛點，張口受限。

4. 在關節區有痙攣、彈響、摩擦音。

5. X 光早期示髃狀突位置不正常；後期可有關節頭或關節凹形態改變和骨皮質不完整。

〔**取穴**〕（圖 2-74）

1. 頰車：取法見面神經炎。

2. 下關：取法見面肌痙攣。

3. 合谷：取法見感冒。

4. 陽陵泉：取法見腦血栓形成。

〔**灸法**〕

1. 取上述穴位，採用艾條懸空灸法，每穴灸 10～15 分鐘。

2. 取上述穴位，採用艾炷隔蔥灸法，每穴灸 5～7

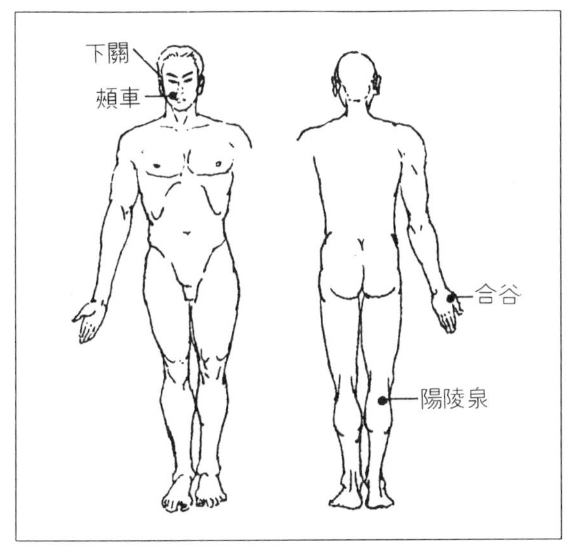

圖 2–74

壯。

〔說明〕

以上兩法，可任選其一種。每日灸 1～2 次，7 日為一療程。休息 3 日，再進行下一療程。

九、急性扁桃體炎

〔概述〕

急性扁桃體炎是扁桃體的急性非特異性炎症，常伴有一定程度的咽黏膜及咽淋巴組織的炎症。其主症為突然畏寒、高熱、咽痛、吞咽、講話或咳嗽時咽痛加重，甚至吞咽困難、語言含糊。屬於中醫學「乳蛾」的範疇。

〔**診斷**〕

1. 起病急。

2. 雙側扁桃體紅腫，表面有黃白色膿點或偽膜，但不超過扁桃體範圍，易拭去。兩側下頷角淋巴結腫大並有壓痛。

3. 有畏寒、發熱、頭痛、全身不適。

4. 血液檢驗白細胞總數、中性粒細胞增高。

〔**取穴**〕（圖 2-75）

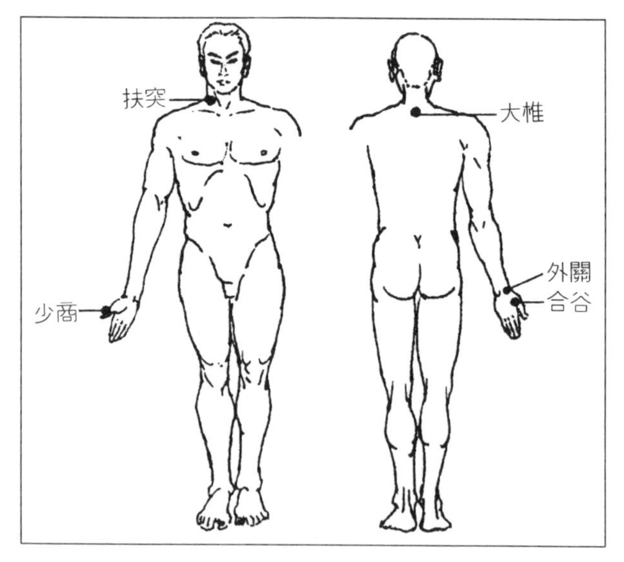

圖 2−75

1. 大椎：取法見感冒。

2. 扶突：位於頸外側，喉結旁開 3 寸處。

3. 合谷：取法見感冒。

4. 外關：取法見感冒。

5. 少商：取法見急性結膜炎。

〔灸法〕

1. 取大椎穴，採用艾炷直接灸法，每穴灸 5～7 壯。

2. 取扶突、合谷、外關、少商穴，採用艾條懸空灸法，每穴灸 10～15 分鐘。

〔說明〕

照上述方法，每日灸上述穴位 1～2 次，3 日為一療程。

第五節　兒科疾病

一、小兒支氣管肺炎

〔概述〕

小兒支氣管肺炎又稱「小葉性肺炎」，為小兒最多見的肺部疾患，佔小兒肺炎的 90%以上，多見於嬰幼兒，一年四季均可發病，但以冬春寒冷季節為多。

引起支氣管肺炎最常見的病原體是肺炎雙球菌，其次是金黃色葡萄球菌、鏈球菌。一般起病急驟，前 3～5 日均有上呼吸道感染症狀。早期體溫甚高，一般 38℃以上，甚至超過 40℃，多有乾咳、呼吸困難，全身中毒症狀明顯。本病屬於中醫學「肺熱喘嗽」「外感咳喘」等病症範疇。

〔**診斷**〕

1. 起病突然，發熱、咳嗽、呼吸急促、鼻翼煽動。
2. 肺部聽診可聞及兩肺散在的細小濕羅音。
3. X光檢查兩肺可見散在點片霧狀陰影。
4. 白細胞總數增多，中性粒細胞增加。

〔**取穴**〕（圖 2-76）

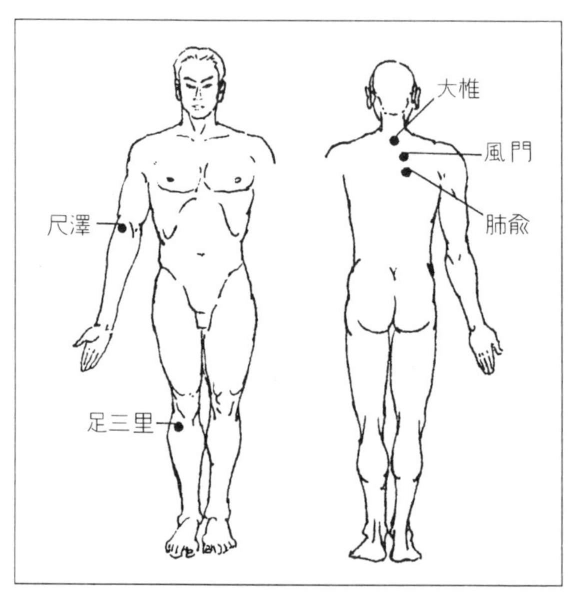

圖 2–76

1. 大椎：取法見感冒。
2. 風門：取法見感冒。
3. 肺俞：取法見急性支氣管炎。
4. 尺澤：取法見急性支氣管炎。
5. 足三里：取法見支氣管哮喘。

〔灸法〕

1. 取上述穴位，採用艾條懸空灸法，每穴灸 10～15 分鐘。

2. 取上述穴位，採用艾炷隔蒜灸法，每穴灸 5～7 壯。

〔說明〕

以上兩法可任選其一種。每日灸 1～2 次，7 日為一療程。

二、百日咳

〔概述〕

百日咳是一種呼吸道傳染病，好發於冬春季節，5 歲以下的幼兒易於感染，年齡越小，得病後病情往往越重。臨床上以陣發性痙攣性咳嗽，經常伴有深長的雞鳴樣吸氣聲為其特徵。反覆發作，可持續三個月以上，所以稱為百日咳。

〔診斷〕

1. 當地有百日咳流行，與百日咳患兒有接觸史，咳嗽日輕夜重，而越來越重時，應懷疑本病。

2. 培養百日咳桿菌以求確診。

3. 典型的陣發性痙攣性咳嗽出現後不難診斷。

〔取穴〕（圖 2-77）

1. 大椎：取法見感冒。

2. 風門：取法見感冒。

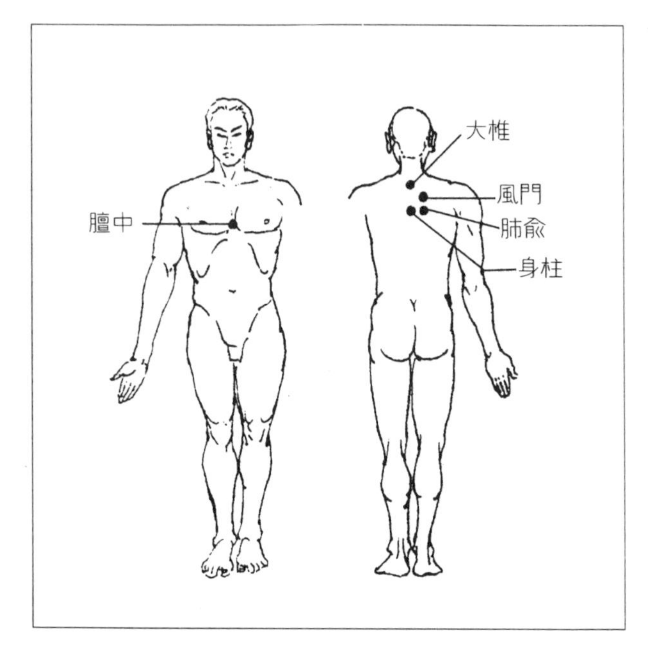

圖 2–77

3. 肺俞：取法見急性支氣管炎。

4. 身柱：取法見末梢神經炎。

5. 膻中：取法見心動過速。

〔灸法〕

取上述穴位，採用艾條懸空灸法，每穴灸 10～15 分鐘。

〔說明〕

每日灸 1～2 次，7 日為一療程。休息 3 日，再進行下一療程。

三、小兒厭食症

〔概述〕

小兒厭食症是指小兒較長期食慾不振、見食不貪，甚至拒食的一種病症。以1～6歲小兒為多見。厭食患兒一般精神狀態較正常，病程長者，雖然可出現面色少華、形體消瘦等症，但與疳證之虛弱羸瘦、面色發枯有所區別。其病因病機為腸胃脆弱、飲食不節、損傷腸胃。

〔診斷〕

1. 長期食慾下降，見食不貪，甚則拒食。
2. 雖形體偏瘦，但一般精神狀態無特殊異常。
3. 排除其他急慢性消化系統疾病。
4. 與小兒疳證相區別。

〔取穴〕（圖2-78）

1. 脾俞：取法見胃下垂。
2. 胃俞：取法見急性胃炎。
3. 中脘：取法見急性胃炎。
4. 足三里：取法見支氣管哮喘。

〔灸法〕

1. 取上述穴位，採用艾炷隔麵餅灸法，每穴灸5～7壯。

2. 取上述穴位，採用艾條懸空灸法，每穴灸10～15分鐘。

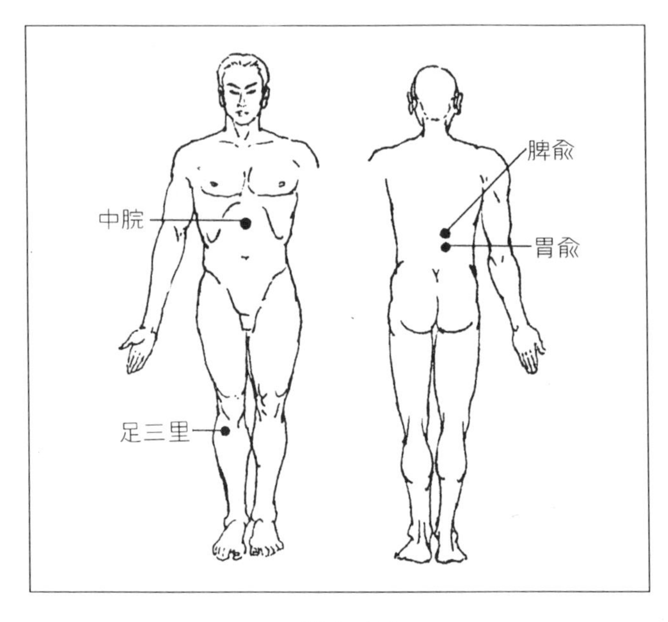

圖 2–78

〔說明〕

以上兩法可任選其一種。每日灸 1 次，7 日為一療程。

四、小兒腹瀉

〔概述〕

小兒腹瀉四季均可發生，臨床主症為大便次數增多，排便稀薄呈黃綠色，帶有不消化乳食及黏液。本篇治法適宜於單純性消化不良，即腹瀉輕型。屬於中醫學「泄瀉」範疇。

〔診斷〕

1. 多為 2 歲以下嬰幼兒，大便每天數次至十餘次，質稀薄、黃綠色，可有少量黏液。

2. 無發熱或發熱不高。無明顯的脫水與電解質紊亂或神經系統症狀。

3. 大便常規檢查可見少量白細胞、不消化食物和脂肪滴。

〔**取穴**〕（圖 2- 79）

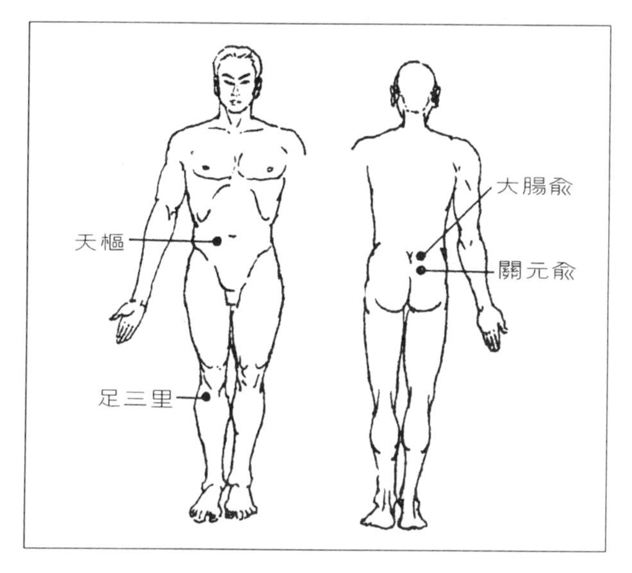

圖 2–79

1. 大腸俞：取法見急性胃腸炎。

2. 關元俞：在第 5 腰椎棘突下，旁開 1.5 寸處。

3. 天樞：取法見急性胃腸炎。

4. 足三里：取法見支氣管哮喘。

〔灸法〕

1. 取上述穴位，採用艾炷隔蒜灸法，每穴灸 5~7 壯。

2. 取上述穴位，採用艾條懸空灸法，每穴灸 10~15 分鐘。

〔說明〕

以上兩法，可任選其一種，每日灸 1~2 次，連灸 3 日。

五、小兒遺尿

〔概述〕

小兒遺尿是指 3 歲以上小兒在睡眠中小便自遺，醒後方知的一種疾病，又稱尿床。多見於 3 ~12 歲的兒童。係因大腦皮質或皮質下中樞功能失調，引起功能性遺尿。其原因與精神因素有關，如突然受驚、過度疲勞、調換新環境等，多見於興奮、過於敏感的兒童。

〔診斷〕

1. 夜睡尿床，醒後才知，無排尿困難。

2. 小便常規檢查正常，未發現其他引起遺尿的致病原因。

3. 白天排尿無異常。

〔取穴〕（圖 2-80）

1. 關元：取法見陽痿。

2. 氣海：取法見胃下垂。

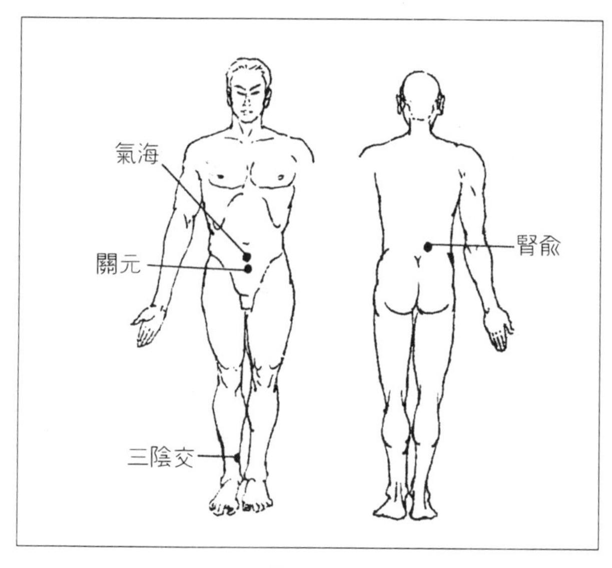

圖 2–80

3. 腎俞：取法見心臟神經官能症。

4. 三陰交：取法見慢性胃炎。

〔灸法〕

1. 取上述穴位，採用艾炷直接灸法，每穴灸 5～7 壯。

2. 取上述穴位，採用艾條懸空灸法，每穴灸 10～15 分鐘。

〔說明〕

以上兩法可任選一種。每日灸 1～2 次，連灸 7 日為一療程。休息 3 日，再進行下一療程。

第六節　皮膚科疾病

一、帶狀疱疹

〔**概述**〕

帶狀疱疹係由水痘——帶狀疱疹病毒所致，其臨床特點為數個蔟集水疱群，排列成帶狀，沿周圍神經分布，常為單側性，伴有神經痛。屬於中醫學的「纏腰火丹」「蛇串瘡」範疇。

〔**診斷**〕

1. 發病前有輕度發熱、全身不適、食慾不振等前驅症狀。

2. 局部皮膚有灼熱感，感覺過敏和神經痛，繼而出現皮膚潮紅、出現粟粒至綠豆大丘疱疹，迅速變為水疱，不相融合，或密集成群。

3. 皮疹沿神經分布，單側發疹，一般不超過體表正中線，多呈不規則帶狀分布。常見於胸腹、腰背及顏面部。

4. 多在春季發病。

〔**取穴**〕（圖 2-81）

1. 阿是穴：病損局部。

2. 合谷：取法見感冒。

3. 列缺：取法見偏頭痛。

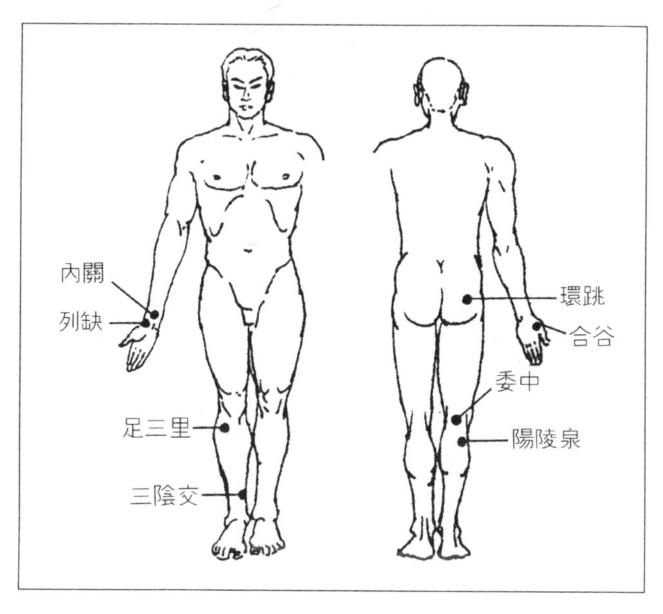

圖 2–81

4. 內關：取法見急性胃炎。

5. 足三里：取法見支氣管哮喘。

6. 三陰交：取法見慢性胃炎。

7. 委中：取法見坐骨神經痛。

8. 環跳：取法見坐骨神經痛。

9. 陽陵泉：取法見腦血栓形成。

〔灸法〕

1. 取阿是穴，採用艾條懸空灸法，每穴灸 10～25 分鐘。

2. 根據患病部位取患側相應的穴位，採用艾炷直接灸法，每次灸 5～7 壯。

〔說明〕

照上法，每日灸 1～2 次。其患病部位與相應穴位是：顏面部取合谷；頭項部取列缺；胸脇部取內關；腹部取足三里；少腹部取三陰交；腰背部取委中；臀部取環跳；四肢取陽陵泉。

二、神經性皮炎

〔概述〕

神經性皮炎是常見慢性皮膚病，病因不明，但與神經精神因素有明顯關係。以皮膚苔蘚樣變及劇烈瘙癢為臨床特徵。屬於中醫學的「牛皮癬」「攝領瘡」等範疇。

〔診斷〕

1. 初起自覺皮膚瘙癢，經反覆搔抓後，出現扁平圓形或多角形丘疹，密集成群，歷時稍久，則相互融合，呈典型苔蘚化斑片。皮損境界清晰，呈正常皮色或淡褐色，可伴色素沈著。

2. 好發頸後、頸側、肘窩、膕窩、股內側、尾骶部、腕、踝等摩擦部位。

3. 陣發性劇烈瘙癢，夜間尤甚，搔抓後可造成表皮剝失，引起濕疹樣變及繼發感染。

4. 病程緩慢，多年不癒，易復發。

〔取穴〕（圖 2-82）

1. 阿是穴：病變局部。

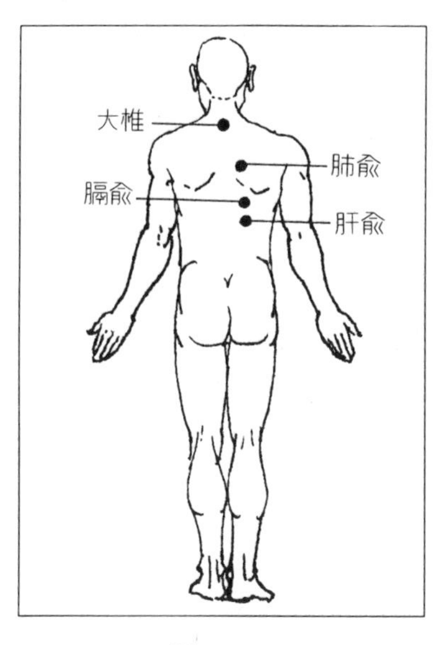

圖 2－82

2. 大椎：取法見感冒。

3. 肺俞：取法見急性支氣管炎。

4. 膈俞：取法見肋軟骨炎。

5. 肝俞：取法見胃、十二指腸潰瘍。

〔灸法〕

1. 取阿是穴，採用艾炷隔蒜灸法，每穴灸 5～7 壯，或用藥物艾條灸法，每次灸 15～30 分鐘。

2. 取大椎、肺俞、膈俞、肝俞穴，採用艾條懸空灸法，每穴灸 10～15 分鐘。

〔說明〕

照以上方法，每日灸上述穴位 1～2 次，連灸 7 日為一療程。休息 5 日，再進行下一療程。

附：藥物艾條處方

艾絨 150 克、白芷 150 克、蒼朮 150 克、硫磺 60 克，研細成末製成藥物艾條。

三、蕁麻疹

〔**概述**〕

蕁麻疹是由於皮膚黏膜小血管擴張及滲透性增加而出現的一種局限性水腫反應。病因複雜，不易查明。臨床以紅色或白色風團為主要皮損特徵。屬於中醫學的「癮疹」「風疹塊」範疇。

〔**診斷**〕

1. 常先有皮膚搔癢，隨即出現紅色或白色風團，風團大小形態不一，發生部位不定。

2. 風團持續數分鐘至數小時，可自行消退，不留痕跡。

3. 部分患者皮膚劃痕試驗陽性。

4. 自覺皮膚搔癢及灼熱感，嚴重者可伴全身症狀，如高熱、頭痛、哮喘、喉頭水腫、噁心、腹痛、腹瀉。

〔**取穴**〕（圖 2-83）

1. 風門：取法見感冒。

2. 肝俞：取法見胃、十二指腸潰瘍。

3. 脾俞：取法見胃下垂。

4. 曲池：取法見感冒。

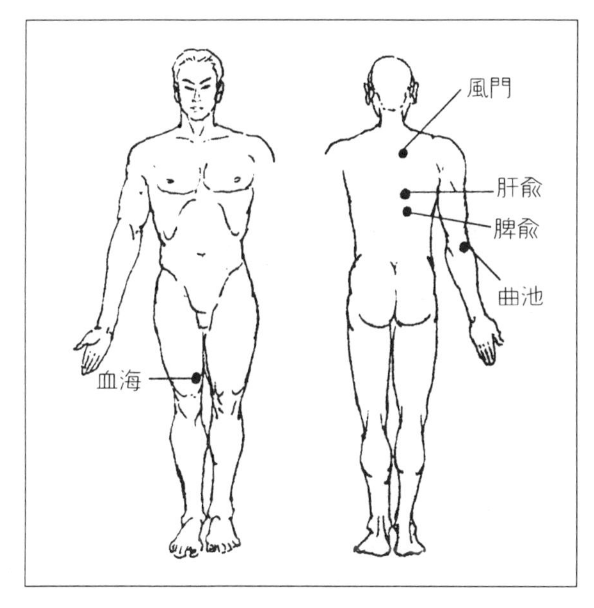

圖 2–83

5. 血海：取法見偏頭痛。

〔灸法〕

1. 取上述穴位，採用艾炷直接灸法，每穴灸 5～7 壯。

2. 取上述穴位，採用艾條懸空灸法，每穴灸 10～15 分鐘。

〔說明〕

以上兩法可任選其一種。日灸 1～2 次。

四、銀屑病

〔概述〕

銀屑病為常見慢性炎症性皮膚病，病因尚無確切定論，主要有遺傳、感染、代謝障礙、內分泌影響、神經精神因素及免疫學紊亂等學說，臨床以覆蓋銀白色鱗屑的大小等紅斑、薄膜現象及點狀出血或皮損為特徵。屬中醫學「白 疕」「鬆皮癬」等範疇。

〔**診斷**〕

1. 多急性發病，初起皮疹大多為紅色炎性丘疹，逐漸擴大至融合成片，邊界清楚，可呈點滴狀、錢幣狀、地圖狀、蠣殼狀等。

2. 皮損覆蓋銀白色鱗屑，剝去鱗屑可見到淡紅色發亮的半透明薄膜及點狀出血。

3. 皮損可發全身各處，輕者局限或散發，重者波及全身，以頭皮、四肢伸側多見。

4. 患者有不同程度的瘙癢感。

5. 病程一般分進行期、靜止期和消退期。經過緩慢、遷延數年，易反覆發作。

〔**取穴**〕（圖 2-84）

1. 阿是穴：患部。

2. 大椎：取法見感冒。

3. 風門：取法見感冒。

4. 膈俞：取法見肋軟骨炎。

5. 血海：取法見偏頭痛。

〔**灸法**〕

1. 取阿是穴，採用艾炷隔蒜灸法，每穴灸 5～7

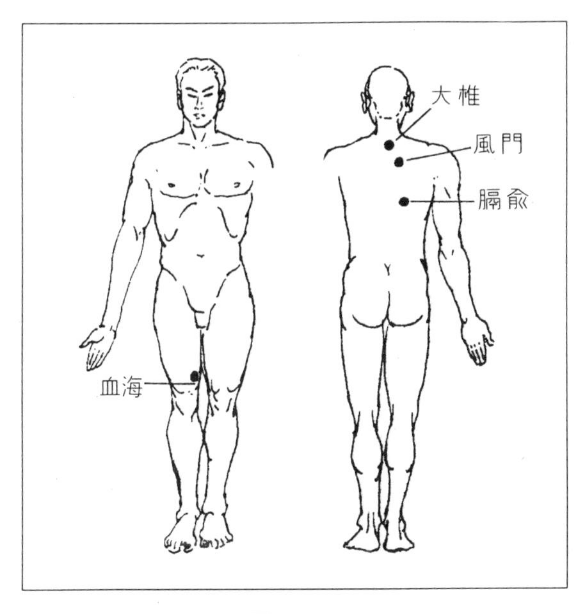

圖 2-84

壯。

2. 取大椎、風門、膈俞、血海穴，採用艾條懸空灸法，每穴灸 15～20 分鐘。

〔**說明**〕

照上述方法，每日灸上述穴位 1～2 次，7 日為一療程。休息 3 日，再進行下一療程。

五、濕疹

〔**概述**〕

濕疹是一種常見的過敏性炎症性皮膚病，其特點為多形性皮疹，傾向濕潤，對稱分布，易於復發和慢性化，自覺劇烈搔癢。屬於中醫學「浸淫瘡」範疇。

〔**診斷**〕

1. 好發於面部、肘窩、膕窩、四肢屈側及軀幹等處。

2. 皮損呈多形性，紅斑、丘疹、水疱（不形成大泡）、糜爛、滲出結痂等病變處輕度腫脹，邊界不清，常呈對稱分布。

3. 急性反覆發作可轉為慢性。

4. 劇癢，慢性病程常有急性發作。

〔**取穴**〕（圖 2-85）

1. 大椎：取法見感冒。

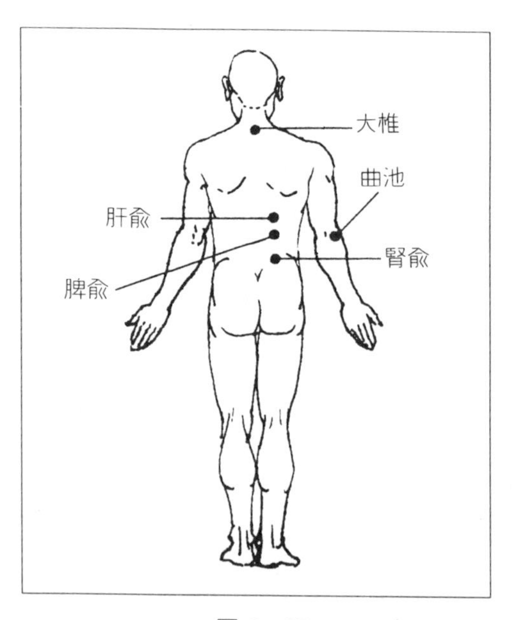

圖 2-85

2. 肝俞：取法見胃、十二指腸潰瘍。

3. 脾俞：取法見胃下垂。

4. 腎俞：取法見心臟神經官能症。

5. 曲池：取法見感冒。

〔灸法〕

1. 取上述穴位，採用艾炷直接灸法，每穴灸 5～7 壯。

2. 取上述穴位，採用艾條懸空灸法，每穴灸 10～15 分鐘。

〔說明〕

以上兩法，可任選其一種，每日灸 1～2 次，7 日為一療程。休息 3 日，再進行下一療程。

六、凍瘡

〔概述〕

凍瘡是寒冬或初春季節時由寒冷引起的局限性皮膚炎症損害。臨床主要表現為受凍處出現水腫性紅斑、水疱，甚至潰瘍、瘙癢，遇熱更甚。

〔診斷〕

1. 損害初為局限性蠶豆至指甲蓋大小紫紅色腫塊或硬結，邊緣鮮紅，中央青紫，觸之冰冷，壓之退色，去壓後恢復較慢，嚴重者可有水疱，破潰後形成潰瘍，經久不癒。

2. 對稱性好發於四肢遠端，以手背及手指伸側，足緣及足趾伸側、下肢、面頰、耳廓等處多見。

3. 自覺局部有脹感、瘙癢，遇熱後更甚，潰爛後疼痛。

4. 多發於青年婦女，以肢端血行不良、手足多汗及慢性營養不良者多見。

5. 每屆冬季發作，經過緩慢，天暖自癒。

〔**取穴**〕（圖 2- 86）

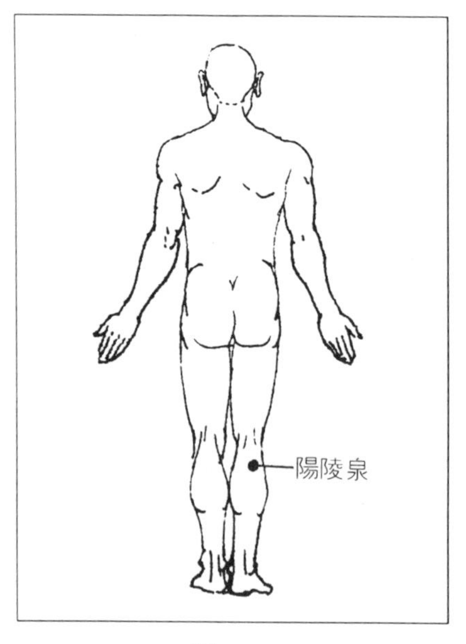

圖 2−86

1. 阿是穴：患部。

2. 陽陵泉：取法見腦血栓形成。

〔**灸法**〕

1. 取上述穴位，採用艾炷直接灸法，每穴灸 5～7

壯。

2. 取上述穴位，採用艾條懸空灸法，每穴灸 10～15 分鐘。

〔**說明**〕

以上兩種方法，可任選其一種，每日灸 1～2 次，連灸 5 日為一療程。

七、稻田性皮炎

〔**概述**〕

稻田性皮炎是由於水田中一種畜類血吸蟲尾蚴侵入皮膚引起。先是接觸水田的皮膚開始發癢、灼熱，接著出現點狀紅斑、丘疹。輕者 2～3 天後自行消退；重者發生水疱、紅腫，甚至糜爛化膿。

〔**診斷**〕

1. 病變發生在接觸水的部位。

2. 局部先覺微癢，而後發生菜籽大紅點，後發展成綠豆大的水腫性丘疹、水疱，色淡或鮮紅。

3. 呈散在性分布。

〔**取穴**〕（圖 2- 87）

1. 阿是穴：患部。

2. 曲池：取法見感冒。

3. 合谷：取法見感冒。

4. 血海：取法見偏頭痛。

5. 三陰交：取法見慢性胃炎。

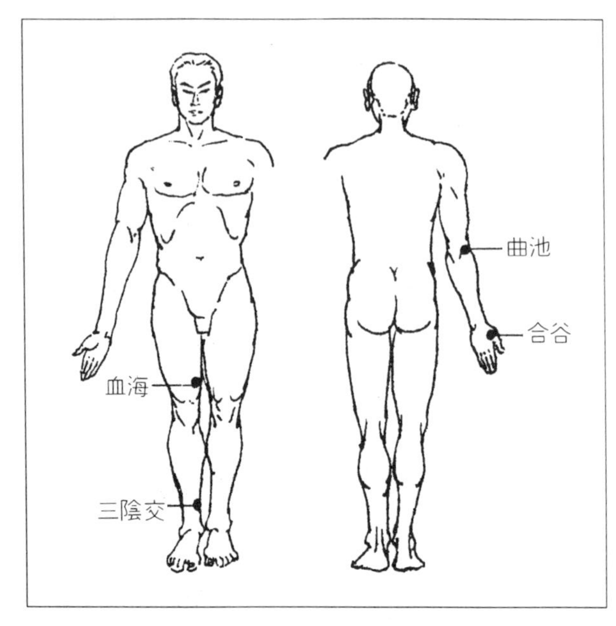

圖 2－87

〔**灸法**〕

1. 取阿是穴，採用艾炷隔藥餅灸法，每次灸 7～10 壯。

2. 取曲池、合谷、血海、三陰交穴，採用艾條懸空灸法，每穴灸 10～15 分鐘。

附：藥餅處方

鮮墨旱蓮 4000 克、明礬 75 克、冰片少許，共研細末，水調製成餅。

〔**說明**〕

照上述方法，每日灸上述穴位 1～2 次，連灸 3 日為一療程。

八、夏季性皮炎

〔**概述**〕

夏季性皮炎是由外感暑熱、復受風邪鬱於肌膚所致的一種皮膚病。易反覆發作，以四肢多見，局部潮紅、丘疹，秋涼後自行消失。

〔**診斷**〕

1. 多發於成年人。

2. 好發於四肢伸側面，常呈對稱性。

3. 先是皮膚潮紅，繼則發出成片細小丘疹，自覺劇癢，抓破不滲水，可形成血痂。

4. 嚴重者煩躁、胸悶等。

〔**取穴**〕（圖 2- 88）

1. 阿是穴：患部。

2. 曲池：取法見感冒。

3. 血海：取法見偏頭痛。

〔**灸法**〕

1. 取阿是穴，採用艾炷隔藥餅灸法，每次灸 7～15 壯。

2. 取曲池、血海穴，採用艾條懸空灸法，每穴灸 10～15 分鐘。

附：藥餅處方

搖竹消 30 克、路路通 30 克、蠶砂 60 克，共研細末，水調成餅。

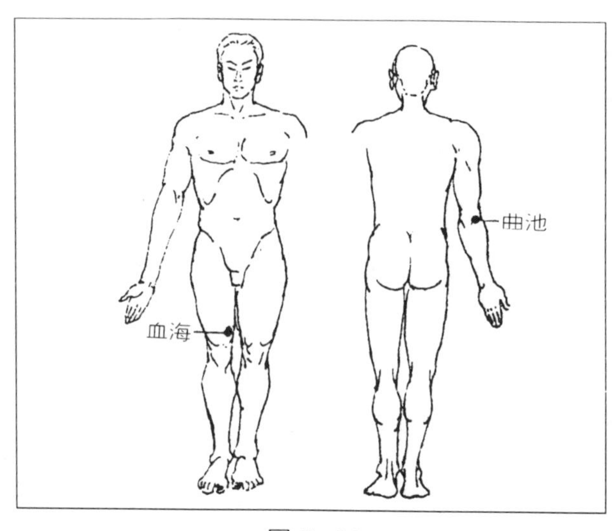

圖 2–88

〔說明〕

照上述方法，灸上述穴位，每日灸 1～2 次，連灸 3 日為一療程。

第七節　養生保健

一、灸合谷保健法

合谷穴是手陽明大腸經的一個重要穴位，位於第 1、2 掌骨之間，在第 2 掌骨的中點，橈側邊緣處（圖 2-89）。

合谷穴為養生保健的重要穴位之一。根據《黃帝內經》的經絡理論，只要灸合谷穴，就可使合谷穴所屬的

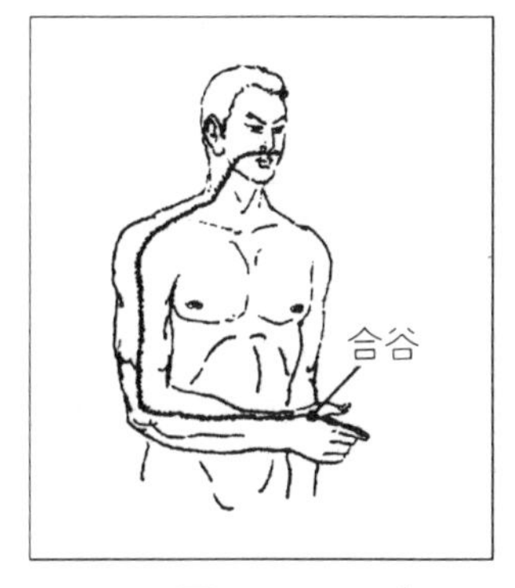

圖 2-89

大腸經脈循行之處的組織和器官的疾病減輕或消除，健康可得以保證。

由於大腸經從手走頭，凡是頭面上的病，如頭痛、發熱、口乾、流鼻血、脖子腫、咽喉痛，以及五官疾病等都能治療，所以古人有「面口合谷收」的說法。合谷具有清泄陽明、祛風解表、疏經鎮痛、通絡開竅的作用，因此，灸合谷能收到養生保健的效果。

合谷可用艾炷直接灸法，每次灸 3～5 壯；也可用艾條懸空灸法，每次灸 5～10 分鐘。

二、灸內關保健法

內關屬心包經，位於腕橫紋上 2 寸，在掌長肌腱和橈側屈腕肌腱之間（圖 2-90）。

內關穴也是重要的保健穴之一。這是因為心包經起於胸中，向下通過膈肌和三焦連結，另一支脈從胸內部走向肋間體表，自腋部上肩沿上臂內側向下，走在手臂

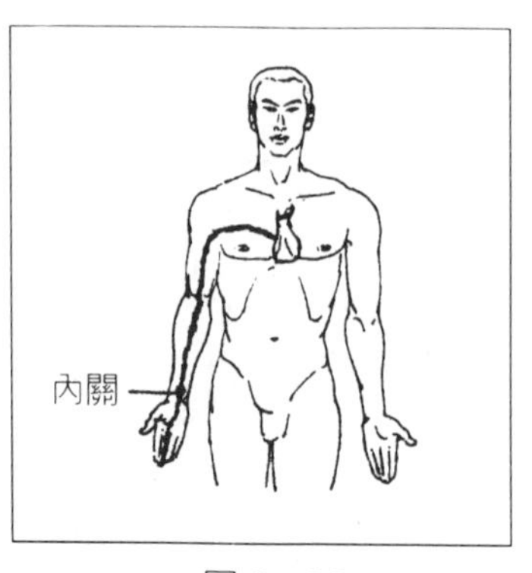

圖 2－90

的中央，通過手掌直達中指的指端。從這條循行路線可以看出，所有手臂內側的病，如肘臂疼痛、拘攣、腋下腫，以及心臟和肺臟的疾病，灸內關都能得到治療。內關具有寧心安神、理氣和胃、疏經活絡的作用。因此，灸內關能收到養生保健的效果。

內關可用艾炷直接灸法，每次灸 3～5 壯；也可用艾條懸空灸法，每次灸 5～10 分鐘。

三、灸足三里保健法

足三里屬足陽明胃經，位於膝蓋的髕骨下外側凹陷的犢鼻穴下 3 寸，當脛骨前嵴外一橫指處（圖 2-91）。

由於足三里循胃經直通胃臟，胃經與脾經互為表裡，凡脾胃失調、運化失職的病，也就是消化系統的疾病灸足三里都有效。因此針灸學主張「肚腹三里留」。

由於胃經從頭一直走到腳，所以足三里除了對消化系統疾病有特效外，所有五臟六腑和從頭到腳的病，如

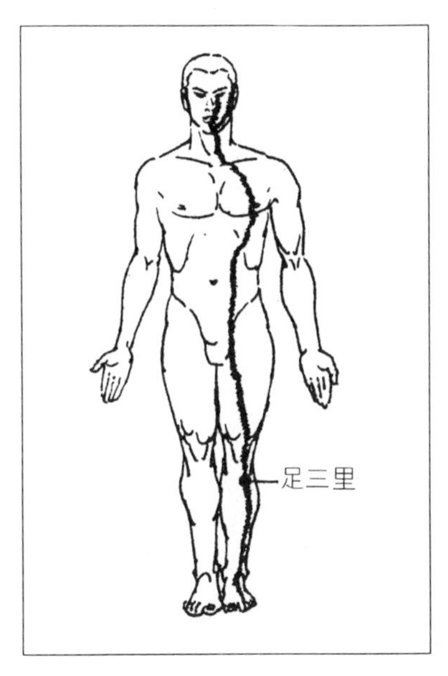

圖 2−91

頭痛、牙痛、精神失常、發熱、瘧疾、自汗、鼻炎、鼻出血、口眼歪斜、頸腫、喉痺、胸滿、哮喘、心悸、高血壓、腹脹、黃疸、腸癰以及泌尿生殖系統、下肢和全身的關節痛等，灸足三里都有效。

中醫認為脾胃為後天之本。人出生以後，成長和健康的維持與脾胃的消化營養功能密切相關，而且胃經又屬於多氣多血的經脈。足三里具有健脾和胃、消積化滯、益氣養血、疏風化濕、通經活絡、扶正培元的作用。因此，灸足三里可收到養生保健的效果。

足三里可用艾炷直接灸法，每次灸 3～7 壯；也可用艾條懸空灸法，每次灸 10～15 分鐘。

主要參考文獻

1.《針灸與新醫療法》中等醫藥衛生學校試用教材，1973年8月江蘇省中等衛生學校教材編寫組。

2.《針灸治療手冊》上海市針灸研究所，上海市出版革命組出版1970年9月第1版。

3.《實用針灸選穴手冊》楊兆民等編著，金盾出版社1990年11月第1版。

4.《新編內科診療手冊》張學庸等主編，金盾出版社1987年3月第1版。

5.《農村醫生手冊》人民衛生出版社1969年8月修訂。

6.《新編中醫臨床手冊》周文泉等主編，金盾出版社1993年9月第1版。

7.《中醫診斷入門》董漢良編著，金盾出版社1996年11月第1版。

8.《高等醫藥院校教材・中醫診斷學》鄭鐵濤主編，上海科學技術出版社1984年11月第1版。

9.《中藥大辭典》江蘇新醫學院編，上海科學技術出版社1986年5月第1版。

10.《黃帝內經・素問校釋》山東中醫學院、河北醫學院校釋，人民衛生出版社1982年2月第1版。

11.《黃帝內經・靈樞譯釋》南京中醫學院中醫系編著，上海科學技術出版社1986年3月第1版。

大展出版社有限公司
品冠文化出版社

圖書目錄

地址：台北市北投區（石牌）
致遠一路二段 12 巷 1 號
郵撥：01669551＜大展＞
19346241＜品冠＞
電話：(02) 28236031
28236033
28233123
傳真：(02) 28272069

・熱門新知・品冠編號 67

	書名		作者	定價
1.	圖解基因與 DNA		中原英臣主編	230 元
2.	圖解人體的神奇	（精）	米山公啟主編	230 元
3.	圖解腦與心的構造	（精）	永田和哉主編	230 元
4.	圖解科學的神奇	（精）	鳥海光弘主編	230 元
5.	圖解數學的神奇	（精）	柳 谷 晃著	250 元
6.	圖解基因操作	（精）	海老原充主編	230 元
7.	圖解後基因組	（精）	才園哲人著	230 元
8.	圖解再生醫療的構造與未來		才園哲人著	230 元
9.	圖解保護身體的免疫構造		才園哲人著	230 元
10.	90 分鐘了解尖端技術的結構		志村幸雄著	280 元
11.	人體解剖學歌訣		張元生主編	200 元

・名人選輯・品冠編號 671

	書名	作者	定價
1.	佛洛伊德	傅陽主編	200 元
2.	莎士比亞	傅陽主編	200 元
3.	蘇格拉底	傅陽主編	200 元
4.	盧梭	傅陽主編	200 元
5.	歌德	傅陽主編	200 元
6.	培根	傅陽主編	200 元
7.	但丁	傅陽主編	200 元
8.	西蒙波娃	傅陽主編	200 元

・圍棋輕鬆學・品冠編號 68

	書名	作者	定價
1.	圍棋六日通	李曉佳編著	160 元
2.	布局的對策	吳玉林等編著	250 元
3.	定石的運用	吳玉林等編著	280 元
4.	死活的要點	吳玉林等編著	250 元
5.	中盤的妙手	吳玉林等編著	300 元
6.	收官的技巧	吳玉林等編著	250 元
7.	中國名手名局賞析	沙舟編著	300 元
8.	日韓名手名局賞析	沙舟編著	330 元

·象棋輕鬆學·品冠編號 69

1.	象棋開局精要	方長勤審校	280 元
2.	象棋中局薈萃	言穆江著	280 元
3.	象棋殘局精粹	黃大昌著	280 元
4.	象棋精巧短局	石鏞、石煉編著	280 元

·生活廣場·品冠編號 61

1.	366 天誕生星	李芳黛譯	280 元
2.	366 天誕生花與誕生石	李芳黛譯	280 元
3.	科學命相	淺野八郎著	220 元
4.	已知的他界科學	陳蒼杰譯	220 元
5.	開拓未來的他界科學	陳蒼杰譯	220 元
6.	世紀末變態心理犯罪檔案	沈永嘉譯	240 元
7.	366 天開運年鑑	林廷宇編著	230 元
8.	色彩學與你	野村順一著	230 元
9.	科學手相	淺野八郎著	230 元
10.	你也能成為戀愛高手	柯富陽編著	220 元
12.	動物測驗—人性現形	淺野八郎著	200 元
13.	愛情、幸福完全自測	淺野八郎著	200 元
14.	輕鬆攻佔女性	趙奕世編著	230 元
15.	解讀命運密碼	郭宗德著	200 元
16.	由客家了解亞洲	高木桂藏著	220 元

·血型系列·品冠編號 611

1.	A 血型與十二生肖	萬年青主編	180 元
2.	B 血型與十二生肖	萬年青主編	180 元
3.	0 血型與十二生肖	萬年青主編	180 元
4.	AB 血型與十二生肖	萬年青主編	180 元
5.	血型與十二星座	許淑瑛編著	230 元

·女醫師系列·品冠編號 62

1.	子宮內膜症	國府田清子著	200 元
2.	子宮肌瘤	黑島淳子著	200 元
3.	上班女性的壓力症候群	池下育子著	200 元
4.	漏尿、尿失禁	中田真木著	200 元
5.	高齡生產	大鷹美子著	200 元
6.	子宮癌	上坊敏子著	200 元
7.	避孕	早乙女智子著	200 元
8.	不孕症	中村春根著	200 元
9.	生理痛與生理不順	堀口雅子著	200 元

10. 更年期　野末悅子著　200 元

・傳統民俗療法・品冠編號 63

1. 神奇刀療法　潘文雄著　200 元
2. 神奇拍打療法　安在峰著　200 元
3. 神奇拔罐療法　安在峰著　200 元
4. 神奇艾灸療法　安在峰著　200 元
5. 神奇貼敷療法　安在峰著　200 元
6. 神奇薰洗療法　安在峰著　200 元
7. 神奇耳穴療法　安在峰著　200 元
8. 神奇指針療法　安在峰著　200 元
9. 神奇藥酒療法　安在峰著　200 元
10. 神奇藥茶療法　安在峰著　200 元
11. 神奇推拿療法　張貴荷著　200 元
12. 神奇止痛療法　漆 浩 著　200 元
13. 神奇天然藥食物療法　李琳編著　200 元
14. 神奇新穴療法　吳德華編著　200 元
15. 神奇小針刀療法　韋丹主編　200 元
16. 神奇刮痧療法　童佼寅主編　200 元
17. 神奇氣功療法　陳坤編著　200 元

・常見病藥膳調養叢書・品冠編號 631

1. 脂肪肝四季飲食　蕭守貴著　200 元
2. 高血壓四季飲食　秦玖剛著　200 元
3. 慢性腎炎四季飲食　魏從強著　200 元
4. 高脂血症四季飲食　薛輝著　200 元
5. 慢性胃炎四季飲食　馬秉祥著　200 元
6. 糖尿病四季飲食　王耀獻著　200 元
7. 癌症四季飲食　李忠著　200 元
8. 痛風四季飲食　魯焰主編　200 元
9. 肝炎四季飲食　王虹等著　200 元
10. 肥胖症四季飲食　李偉等著　200 元
11. 膽囊炎、膽石症四季飲食　謝春娥著　200 元

・彩色圖解保健・品冠編號 64

1. 瘦身　主婦之友社　300 元
2. 腰痛　主婦之友社　300 元
3. 肩膀痠痛　主婦之友社　300 元
4. 腰、膝、腳的疼痛　主婦之友社　300 元
5. 壓力、精神疲勞　主婦之友社　300 元
6. 眼睛疲勞、視力減退　主婦之友社　300 元

・休閒保健叢書・品冠編號 641

1. 瘦身保健按摩術　聞慶漢主編　200 元
2. 顏面美容保健按摩術　聞慶漢主編　200 元
3. 足部保健按摩術　聞慶漢主編　200 元
4. 養生保健按摩術　聞慶漢主編　280 元
5. 頭部穴道保健術　柯富陽主編　180 元
6. 健身醫療運動處方　鄭寶田主編　230 元
7. 實用美容美體點穴術＋VCD　李芬莉主編　350 元

・心 想 事 成・品冠編號 65

1. 魔法愛情點心　結城莫拉著　120 元
2. 可愛手工飾品　結城莫拉著　120 元
3. 可愛打扮 & 髮型　結城莫拉著　120 元
4. 撲克牌算命　結城莫拉著　120 元

・健康新視野・品冠編號 651

1. 怎樣讓孩子遠離意外傷害　高溥超等主編　230 元
2. 使孩子聰明的鹼性食品　高溥超等主編　230 元
3. 食物中的降糖藥　高溥超等主編　230 元

・少 年 偵 探・品冠編號 66

1. 怪盜二十面相　（精）　江戶川亂步著　特價 189 元
2. 少年偵探團　（精）　江戶川亂步著　特價 189 元
3. 妖怪博士　（精）　江戶川亂步著　特價 189 元
4. 大金塊　（精）　江戶川亂步著　特價 230 元
5. 青銅魔人　（精）　江戶川亂步著　特價 230 元
6. 地底魔術王　（精）　江戶川亂步著　特價 230 元
7. 透明怪人　（精）　江戶川亂步著　特價 230 元
8. 怪人四十面相　（精）　江戶川亂步著　特價 230 元
9. 宇宙怪人　（精）　江戶川亂步著　特價 230 元
10. 恐怖的鐵塔王國　（精）　江戶川亂步著　特價 230 元
11. 灰色巨人　（精）　江戶川亂步著　特價 230 元
12. 海底魔術師　（精）　江戶川亂步著　特價 230 元
13. 黃金豹　（精）　江戶川亂步著　特價 230 元
14. 魔法博士　（精）　江戶川亂步著　特價 230 元
15. 馬戲怪人　（精）　江戶川亂步著　特價 230 元
16. 魔人銅鑼　（精）　江戶川亂步著　特價 230 元
17. 魔法人偶　（精）　江戶川亂步著　特價 230 元
18. 奇面城的秘密　（精）　江戶川亂步著　特價 230 元
19. 夜光人　（精）　江戶川亂步著　特價 230 元

20. 塔上的魔術師 （精） 江戶川亂步著 特價 230 元
21. 鐵人Q （精） 江戶川亂步著 特價 230 元
22. 假面恐怖王 （精） 江戶川亂步著 特價 230 元
23. 電人M （精） 江戶川亂步著 特價 230 元
24. 二十面相的詛咒 （精） 江戶川亂步著 特價 230 元
25. 飛天二十面相 （精） 江戶川亂步著 特價 230 元
26. 黃金怪獸 （精） 江戶川亂步著 特價 230 元

・武 術 特 輯・大展編號 10

1. 陳式太極拳入門 馮志強編著 180 元
2. 武式太極拳 郝少如編著 200 元
3. 中國跆拳道實戰 100 例 岳維傳著 220 元
4. 教門長拳 蕭京凌編著 150 元
5. 跆拳道 蕭京凌編譯 180 元
6. 正傳合氣道 程曉鈴譯 200 元
7. 實用雙節棍 吳志勇編著 200 元
8. 格鬥空手道 鄭旭旭編著 200 元
9. 實用跆拳道 陳國榮編著 200 元
10. 武術初學指南 李文英、解守德編著 250 元
11. 泰國拳 陳國榮著 180 元
12. 中國式摔跤 黃 斌編著 180 元
13. 太極劍入門 李德印編著 180 元
14. 太極拳運動 運動司編 250 元
15. 太極拳譜 清・王宗岳等著 280 元
16. 散手初學 冷 峰編著 200 元
17. 南拳 朱瑞琪編著 180 元
18. 吳式太極劍 王培生著 200 元
19. 太極拳健身與技擊 王培生著 250 元
20. 秘傳武當八卦掌 狄兆龍著 250 元
21. 太極拳論譚 沈 壽著 250 元
22. 陳式太極拳技擊法 馬 虹著 250 元
23. 二十四式/三十二式 太極 拳/劍 闞桂香著 180 元
24. 楊式秘傳 129 式太極長拳 張楚全著 280 元
25. 楊式太極拳架詳解 林炳堯著 280 元
26. 華佗五禽劍 劉時榮著 180 元
27. 太極拳基礎講座：基本功與簡化 24 式 李德印著 250 元
28. 武式太極拳精華 薛乃印著 200 元
29. 陳式太極拳拳理闡微 馬 虹著 350 元
30. 陳式太極拳體用全書 馬 虹著 400 元
31. 張三豐太極拳 陳占奎著 200 元
32. 中國太極推手 張 山主編 300 元
33. 48 式太極拳入門 門惠豐編著 220 元
34. 太極拳奇人奇功 嚴翰秀編著 250 元

35. 心意門秘籍　李新民編著　220 元
36. 三才門乾坤戊己功　王培生編著　220 元
37. 武式太極劍精華＋VCD　薛乃印編著　350 元
38. 楊式太極拳　傅鐘文演述　200 元
39. 陳式太極拳、劍 36 式　闞桂香編著　250 元
40. 正宗武式太極拳　薛乃印著　220 元
41. 杜元化＜太極拳正宗＞考析　王海洲等著　300 元
42. ＜珍貴版＞陳式太極拳　沈家楨著　280 元
43. 24 式太極拳＋VCD　中國國家體育總局著　350 元
44. 太極推手絕技　安在峰編著　250 元
45. 孫祿堂武學錄　孫祿堂著　300 元
46. ＜珍貴本＞陳式太極拳精選　馮志強著　280 元
47. 武當趙堡太極拳小架　鄭悟清傳授　250 元
48. 太極拳習練知識問答　邱丕相主編　220 元
49. 八法拳 八法槍　武世俊著　220 元
50. 地趟拳＋VCD　張憲政著　350 元
51. 四十八式太極拳＋DVD　楊 靜演示　400 元
52. 三十二式太極劍＋VCD　楊 靜演示　300 元
53. 隨曲就伸 中國太極拳名家對話錄　余功保著　300 元
54. 陳式太極拳五功八法十三勢　闞桂香著　200 元
55. 六合螳螂拳　劉敬儒等著　280 元
56. 古本新探華佗五禽戲　劉時榮編著　180 元
57. 陳式太極拳養生功＋VCD　陳正雷著　350 元
58. 中國循經太極拳二十四式教程　李兆生著　300 元
59. ＜珍貴本＞太極拳研究　唐豪・顧留馨著　250 元
60. 武當三豐太極拳　劉嗣傳著　300 元
61. 楊式太極拳體用圖解　崔仲三編著　400 元
62. 太極十三刀　張耀忠編著　230 元
63. 和式太極拳譜＋VCD　和有祿編著　450 元
64. 太極內功養生術　關永年著　300 元
65. 養生太極推手　黃康輝編著　280 元
66. 太極推手秘傳　安在峰編著　300 元
67. 楊少侯太極拳用架真詮　李璉編著　280 元
68. 細說陰陽相濟的太極拳　林冠澄著　350 元
69. 太極內功解秘　祝大彤編著　280 元
70. 簡易太極拳健身功　王建華著　180 元
71. 楊氏太極拳真傳　趙斌等著　380 元
72. 李子鳴傳梁式直趟八卦六十四散手掌　張全亮編著　200 元
73. 炮捶 陳式太極拳第二路　顧留馨著　330 元
74. 太極推手技擊傳真　王鳳鳴編著　300 元
75. 傳統五十八式太極劍　張楚全編著　200 元
76. 新編太極拳對練　曾乃梁編著　280 元
77. 意拳拳學　王薌齋創始　280 元
78. 心意拳練功竅要　馬琳璋著　300 元

國家圖書館出版品預行編目資料

神奇艾灸療法／安在峰編著
－初版－臺北市，品冠，2001（民90）
面；21公分－（傳統民俗療法；4）
ISBN 978-957-468-046-7（平裝）
1. 針灸
413.91　　89016744

神奇艾灸療法　ISBN 978-957-468-046-7

編 著 者／安在峰
發 行 人／蔡孟甫
出 版 者／品冠文化出版社
社　　址／台北市北投區（石牌）致遠一路2段12巷1號
電　　話／(02) 28236031・28236033・28233123
傳　　真／(02) 28272069
郵政劃撥／19346241
網　　址／www.dah-jaan.com.tw
E-mail／service@dah-jaan.com.tw
登 記 證／北市建一字第227242
承 印 者／傳興印刷有限公司
裝　　訂／建鑫裝訂有限公司
排 版 者／千兵企業有限公司
授　　權／北京人民體育出版社
初版1刷／2001年（民90年）　1月
初版4刷／2007年（民96年）　11月　　定　價／200元

大展好書　好書大展
品嘗好書　冠群可期
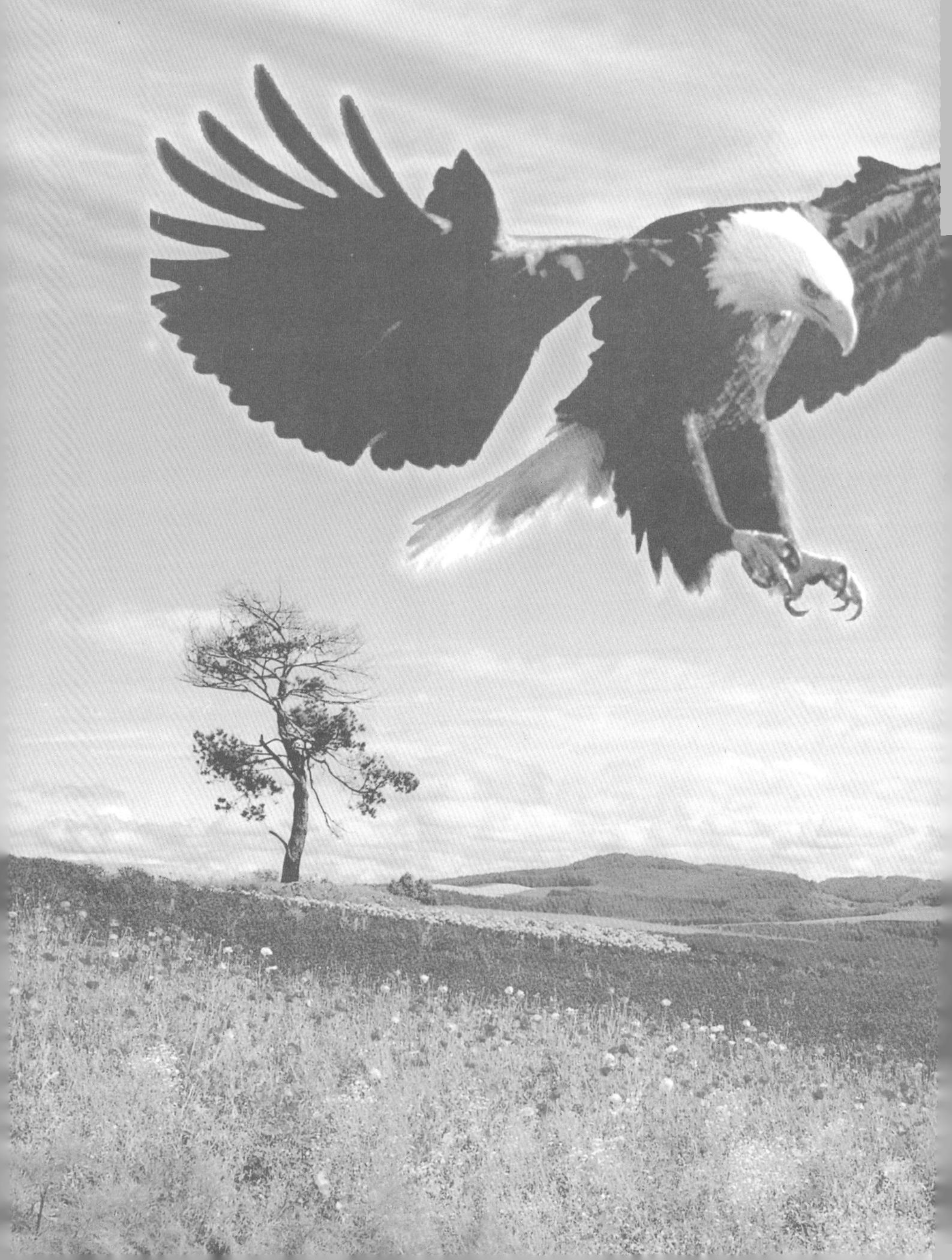

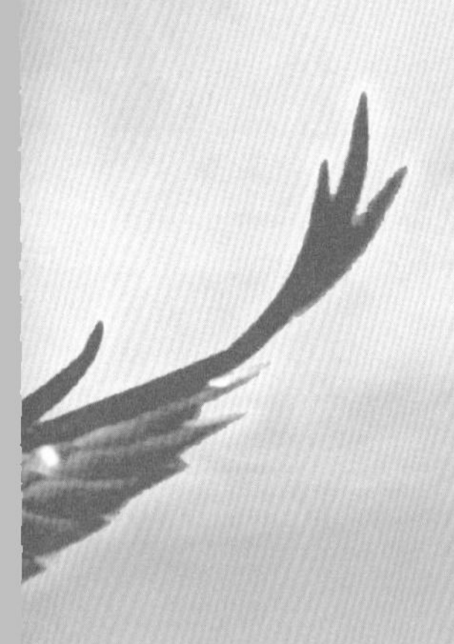